U0273934

许公岩中医辨证施治纲要

许公岩 胡 馨 著

刘红旭 主审

中国中医药出版社

·北 京·

图书在版编目（CIP）数据

许公岩中医辨证施治纲要 / 许公岩，胡馨著 . —北京：中国中医药出版社，2020.1（2024.9重印）
ISBN 978 – 7 – 5132 – 5042 – 9

Ⅰ . ①许…　Ⅱ . ①许… ②胡…　Ⅲ . ①辨证论治　Ⅳ . ① R241

中国版本图书馆 CIP 数据核字（2018）第 125546 号

中国中医药出版社出版
北京经济技术开发区科创十三街 31 号院二区 8 号楼
邮政编码　100176
传真　010-64405721
保定市西城胶印有限公司印刷
各地新华书店经销

开本 880×1230　1/32　印张 4.5　字数 103 千字
2020 年 1 月第 1 版　2024 年 9 月第 4 次印刷
书号　ISBN 978 – 7 – 5132 – 5042–9

定价　19.80 元
网址　www.cptcm.com

服 务 热 线　010-64405510
购 书 热 线　010-89535836
维 权 打 假　010-64405753

微信服务号　zgzyycbs
微商城网址　https://kdt.im/LIdUGr
官 方 微 博　http://e.weibo.com/cptcm
天猫旗舰店网址　https://zgzyycbs.tmall.com

如有印装质量问题请与本社出版部联系（010-64405510）
版权专有　侵权必究

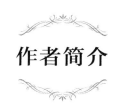

作者简介

许公岩（1903—1994），现代中医临床家。河南省开封市人。他学习中医既无家传又无师承，靠刻苦自学成才，1922年开始先后在开封、洛阳、西安等地行医。1948年来京，1952年任教于北京中医学校。1956年到北京中医医院工作。其治学态度严谨，立方遣药味少力宏，配伍法度严谨，师古不泥，解放思想，力主中西汇通。

许公岩自幼钻研中医药学，从医七十多年，积累了丰富的临床经验。他擅长内科、妇科以及儿科杂病的治疗，尤其精于呼吸系统疾病的诊治。对咳、痰、喘病潜心研究三十余年，经验独到，自成一家。他尤精于湿证的辨证论治。在心血管病、脑血管病、面神经麻痹、慢性口腔溃疡等内科常见病的诊治方面，许公岩亦有较深造诣，在临床实践中往往能够取得理想的治疗效果。

许公岩认为，中医学犹如浩瀚的大海，无边无涯，要想充分了解和掌握它，不广学博览是不行的。他不仅自己数十年来手不释卷，勤奋治学，还常告诫弟子：集一生治学的经验，只有一条，要深钻，要学活。无论是经典著作还是历代名家医著，没有苦学深钻的精神，则不能得其实质与精髓。学习务必从源到流，如果不首先学好四部经典著作，治学就会成为无源之水，无本之木。然而同时，许公岩也提倡广泛猎取后世医家之所长，取长补短，以广见识。他说，如果一味墨守经典而忽视后世医学，就如水虽有源而流浅不长，木虽有本而枝叶不茂。他反复熟读张锡纯的《医学衷中参西录》、叶天士的《临证指南医案》，对书中所载的有效方剂反复揣摩，并在自己的临床实践中应用裕如，又如医史笔记，野史单方亦多收录，从而扩大了遣方用药的思路。

许公岩生于清末，先后经历三个时代，但他从不因循守旧，故步自封，而是思想开明，乐于接受新生事物。从他学习中医伊始就对中医学中的封建迷信思想持批判态度。在学习过程中，他力图用科学的道理来揭示中医治疗的原理，并不断用西医学观点来拓宽自己的思路。他说："搞中医不能死水一潭，要生动活泼，凡有用的东西，都应兼收并蓄，化为神奇。"若前人已效之方，不能合今人之病，就要善于结合现实病证，根据自己的经验拟方治疗，变通古方，师古而有创新。

序 一

　　中医药学源远流长，几千年来，为中华民族的生生不息与繁衍发展做出了重要的贡献，从华佗、扁鹊，到张仲景、孙思邈，再到李时珍、叶天士，中医代有人出。近百年来，欧洲医学借工业革命后现代科技的高速发展，取得了革命性的变革与发展。西学东进，中医药学面临前所未有的机遇与挑战，中医学的特色优势如何得以传承、发扬和光大，是我们中医人面临的重要课题。为此，北京市中医管理局设立了名老中医学术继承的"3+3薪火传承"项目，为北京市中医药名家经验传承提供了学术继承、特色服务、人才培养、学术交流及文化展示的良好发展平台。

　　北京中医医院建院60余年，建院初期流派云集，群英荟萃，许公岩老就是其中的经方派大家。先生自幼嗜学中医，自学成才，具有深厚的中医理论功底；临证70余年，疗效卓越，经验独到且自成一家。先生辨证严谨，选方、遣药精道，师古不泥于古，鼎新而不离宗，不仅熟读《伤寒论》《金匮要略》，尤推《临证指南医案》与《医学衷中参西录》。先生一生不仅勤于临证应诊，更重视教书育人，家传之学彰著，其子许彭龄现为国家级名老中医，建有北京市"3+3薪火传承"名医工作室；许老还在北京中医医院与夏寿人老建有"北京中医医院许公岩、夏寿人青年人才基金"，专门激励年轻中医学者从事中医科学研究。

　　这部《许公岩中医辨证施治纲要》的编写，是北京市"3+3 薪火传承"许公岩名医研究室的重要工作。本书收集先生生前文案、口述及病例资料，由其重孙胡馨整理、编辑成书。本书既是对许公岩老先生学术思想的系统整理与保护性挖掘，也为后学者传承名家临证经验、发挥中医特色和服务广大患者提供了宝贵的学习资料。欣以为序。

北京市中医管理局局长
北京中医药学会会长

2019 年 7 月

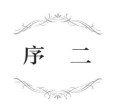

序 二

北京中医医院始建于1956年，是全国成立最早的大型综合性中医医院。建院之初，医院荟萃了北京地区众多著名的中医专家，因疗效卓著享誉全国。张菊人、赵炳南、许公岩、关幼波、王鸿士、王为兰、王大经、王乐亭、贺普仁等一大批享誉海内外的名医大家，可谓群星璀璨。2003年，北京中医医院正式纳入首都医科大学序列，成为首都医科大学附属北京中医医院。因为医院地处北京市中心平安大道的宽街路口，而有了百姓熟知的"宽街中医医院"。60余年的传承与发展，北京中医医院形成了自己独特的医院文化，这种文化凝练成北京中医医院的院训"仁术勤和"。

许公岩老1903年出生于河南省开封市，1922年考取行医执照，先后在河南、陕西等地行医，1952年任教于北京中医学校。1956年北京中医医院建院之际，先生即到医院工作，至1994年辞世，在北京中医医院应诊38年，为中医医院的医疗、教学及科研工作付出了毕生的心血。

许老临证必尊古训、擅用经方，但不因循守旧，师古不泥。许老思想开明，乐于接受新生事物，主张中西医学交流，特别鼓励青年人开展中医科研工作。许老过世前立嘱捐献自己的个人财产，建立了"北京中医医院许公岩、夏寿人青年人才基金"，用于鼓励中青年医师从事中医临床研究工作。

北京中医医院承担北京市"3＋3薪火传承"许公岩名医研究室的工作，积极收集、整理许老的生前文案、口述及病例资料，总结、凝练许老的学术思想、临证经验及医案医话，这本《许公岩中医辨证施治纲要》就是研究室工作的重要成绩。同时，本书也是燕京流派创新性传承"拳头"工程工作的重要组成部分。本书是对许老中医辨证施治学术经验的总结，是中医前贤学术思想的珍贵史料，也是青年医师临证学习的良好教材，一定能够对后辈中医同仁承传中医大有裨益。付梓之际，特以为序。

首都医科大学附属北京中医医院院长

2019 年 7 月

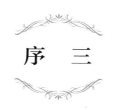

序 三

　　许公岩 1903 年出生于河南省开封市，是现代著名中医临床学家。1922 年考取行医执照，先后在河南、陕西等地行医，1948 年来京，1952 年任教于北京中医学校。1956 年到北京中医医院工作，即现在的首都医科大学附属北京中医医院。1994年辞世，享年 91 岁。

　　许公岩老先生自幼嗜学中医，自学成才。熟读《黄帝内经》《伤寒论》《金匮要略》等经典，尤其推崇叶天士所著的《临证指南医案》与张锡纯所著的《医学衷中参西录》。其治学态度严谨而坚韧，他坚持每日读书数小时，数十年不辍，具有深厚的理论功底。

　　许老从医 70 余年，擅长内科、妇科以及儿科杂病治疗，尤精于呼吸系统疾病的诊治；对咳、痰、喘病潜心研究 30 余年，经验独到，自成一家。他对中医湿邪为病也有独到的见解，擅治湿证，能灵活运用于临床，解决了诸多疑难杂症。在心脑血管病、面神经麻痹、慢性口腔溃疡等内科常见病的诊治方面，许老亦有较深造诣。

　　在诊断中，许老始终把四诊辨证放在首位，潜心研究舌脉方面的异常变化与疾病的有机联系，并总结出自己的独到见解。在舌象方面发现了纵裂舌、横裂舌、龟裂舌的病机病理。

脉象方面，在认真总结前人二十八脉的基础上，提出了久服抑制药物而呈现的"模糊脉"，心气不足而呈现的"动"脉，肝气郁滞长久而呈现的沉滞不起的脉象等等，丰富和完善了四诊的内容。

临证治疗，许老方药简练，方小药重，力专效宏，配伍法度严谨，师古不泥，效果卓捷，是许老鲜明而独特的风格。许老立方遣药以仲景为龟镜，在长期的临床实践中，潜心研究药物性味，精心筛选比较，并不断提高用药技巧。通过多年临床实践，总结出苍术、麻黄、莱菔子、桔梗、甘草、蒲公英、胡黄连、乌附片、诃子肉、肉苁蓉、仙茅、淫羊藿等药物的独特效能以及药物配比关系。

许老生于清末，但他从不因循守旧，故步自封，而是思想开明，乐于接受新生事物，不排斥西医学的临床应用，主张中西医学交流，提出"搞中医不能死水一潭，要生动活泼，凡有用的东西，都应兼收并蓄，化为神奇"。耄耋之年，仍虚心学习西医的诊断技术与检验知识。同时，许老尤其鼓励青年人开展中医科研工作，志在"西为中用"，使中医有所创新、有所发展。许老过世前立嘱捐献自己的个人财产，用于鼓励中青年医师从事中医临床研究工作，医院根据他的遗愿于1995年合并夏寿人老大夫的遗赠建立了"北京中医医院许公岩、夏寿人青年人才基金"。

《许公岩中医辨证施治纲要》一书是北京市中医管理局"3+3薪火传承"项目许公岩名医研究室的重要工作，同时也是燕京流派创新性传承"拳头"工程工作的重要组成部分。

本人做住院医师时，曾侍诊许老并跟随许老查房，也是首位"北京中医医院许公岩、夏寿人青年人才基金"的获得者；

有幸作为北京市薪火传承计划"许公岩名医研究室"的负责人，让自己有了再一次学习许老经验的机会。这部《许公岩中医辨证施治纲要》，收集许老生前文案、口述及病例资料，由其重孙胡馨整理、编辑成书。胡馨医生是我的学生，冰雪颖慧、勤奋不辍，我为她能够顺利完成本书感到高兴。特以为序。

2019 年 6 月

目 录

第一章
中医基础理论

　　中医药学是我国劳动人民长期以来同疾病做斗争的极其丰富的实践总结。在古代朴素的唯物论和自发的辩证法的思想影响下，古人很早以前就根据人体内部脏腑的相互关系和人与外界气候的相互联系，从整体观念出发，对人体生理、病理，疾病的诊断、治疗、预防等医学上一系列的问题，做出了系统的定义和解答，从而奠定了中医学术的理论基础。因受社会时代、思维模式的限制，中医药学的一些术语与现代科学名词在某些方面未能相通，这对完成中西医结合，继承、发扬这一医学遗产是一个不利条件。但是"中国医药学是一个伟大的宝库"，不论在诊断还是治疗上都有卓越的成功经验。因此，西医学习中医，也应先从治病开始，充分运用中医的诊断和治疗，在临床实践中加强认识之后，再系统地学习中医的基础理论，才能正确理解"实践出真知"，进而提高研究信心，是中西医结合，团结中西医，更好地把中医中药的精华部分继承发扬的关键所在。

　　以下就中医的生理、中医的诊断、中医的辨证、中医的论治四个部分，分别来谈。

一、中医的生理

中医学是从临床反复实践中对人体生理结构、功能和疾病的病理变化等方面，总结出的一整套以脏腑经络为核心的独特的理论体系。长期以来，广大的劳动人民以其作为与疾病斗争的可靠依据。其中的个别部分与现代的解剖生理在认识上虽尚有些不同，但通过分析病理后所得出的结果来看，则又往往存在一致性。这预示当前中西医结合和西医学习中医工作的广阔前景。下面先将脏腑、经络、气、血、精、津等基础理论做一介绍。

（一）脏腑

心、肝、脾、肺、肾五脏，是人体正常生理功能的重要支柱，也是精神、气血、精津依附之所。中医认为：心藏神，主血脉；肝藏血，主疏泄；脾统血，主运化；肺主气，司呼吸；肾藏精，主开阖；这些中医学概念，实际不止限于实质器官的生理，并把功能也包括在内了。不过它所指藏神的心，则是脑的作用，如热邪内扰于心时，就出现神昏谵语、抽搐痉挛等脑的症状；而整个消化功能和过程都归于脾脏了。

胆、胃、大肠、小肠、膀胱、三焦六腑，基本功能同司排泄，实际乃担负着饮食物质的消化和输送任务，是协助五脏共同完成人体生长、去粗取精的必要器官。胆藏胆汁，协小肠以促分化；胃司受纳，腐熟水谷；大肠司传导，送糟粕；小肠司转输，分泌清浊；膀胱司便溺，协肾以藏精；三焦无独立器官可指，是气化功能的具体代表，正如《灵枢·营卫生会》所说：上焦如雾，中焦如沤，下焦如渎。上焦指肺的化气行水，中焦指胃的腐熟饮食，下焦指膀胱的排泄小便。

另有属于奇恒之腑的脑髓和子宫，它们是人体不同于脏腑的异常器官，形象类腑而作用近脏，中医虽划分于脏腑之外，实则受心肾精气所支配。脑髓藏于骨腔之内，前人谓为肾所生，乃肾藏精的部分表现，而脑的功能动作又为心神所控制；子宫主月经与胞胎，精血部分为肝肾之所司，而动作又为心脑功能的体现。

总之，脏腑乃人体生长变化的源泉，合奇恒各腑才能完成生殖繁衍的任务，前人在实践中既认识到它们的实有器官，更体会到它们各个独立的生理，而又从观察中了解了脏腑之间的关系及其相互作用。所以尽管在说法上有些不同于解剖生理的现代术语，可是也形成了一整套中医学的独特理论，因此应该在这个基础上运用科学方法和理论再加以补充，则中医学将能更好地为世界人民服务了。

（二）经络

经络是在人体表、脏腑之外，认识疾病和治疗疾病的又一个物质依据。它是脏腑和形体通过气血的运行而产生联系的通路，而且把人体所有的脏腑皮肉筋骨脉以及耳目口鼻等实质也都明白的指示出来。经络在某些受到刺激传导方面类似神经，但其与内脏的感应则很难以现有神经传导通路来解释。它是在我国劳动人民长期与疾病斗争中产生发展起来的成果，从而形成了中医阐释人体生理功能、病理变化的另一个可靠依据。

经络中大而直的称为经脉，小而直的称为络脉；有如织布经纬的含义。属于脏的阴经有六——手太阴肺经、手厥阴心包经、手少阴心经、足太阴脾经、足厥阴肝经、足少阴肾经；属于腑的阳经亦有六——手阳明大肠经、手少阳三焦经、手太阳小肠经、足阳明胃经、足少阳胆经、足太阳膀胱经；加上八条奇经——督、任、冲、带、阴跻、阳跻、阴维、阳维的联络，这就构成体表与内在的脏腑的完整体系。通常所指的十四经，就是十二经脉合任督两条奇经的总称。经络有它的固定循行道路，在这样道路上发现了气血输注部位能够接受脏腑和外界刺激的反应点，从而定出了许多孔穴，就形成了中医学中针灸疗法的基本理论，目前在世界上引起了很高的重视。经络更能于诊断和治疗方面起到指导作用。

（三）气、血、精、津

1. 气

气是人体内功能活动的动力，也就是随着血脉流动富有营养的精微物质。它在不同的场合，有不同的作用和名称。如肺的呼吸功能称肺气；胃的消化功能称胃气；分布在上焦的叫宗气，是升举心肺的动力；分布在中焦的叫中气，是脾胃大肠小肠运化水谷的动力；分布在体表的名卫气，为机体抗御外邪的动力。由于它属于无形的物质，尽管名称不一，可是通过其运动变化，却能显示其存在，因此它的含义就可以简单统称为人体功能活动的动力。所以，当人疾病形成后只要在功能活动方面出现异常时，就是气的问题。

2. 血

血与气同是人体内流动的富有营养的精微物质，但血是有形的物质，与气的功能有密切的关系。前人有血随气行，气为血帅之说。这就说明无形的气是依附于血的。但有形的血必借流动之气以行动，因而构成气血在生理上互相协作的局面。在治疗上每每有气病治血、血病治气的方法，就是基于两者的功能关系产生的临床实践。

3. 精

精是构成人体和维持生命活动的基本物质。构成人体的是生殖之精，也叫先天之精；维持生命活动的是水谷之精，也叫后天之精。人体生命的维持，必须依靠水谷之精来滋养，水谷之精通过脾胃消化吸收归藏于肾，而后布敷于脏腑形体，当生殖功能发育成熟时，又能转化为生殖之精。在人体整个生命活动过程中，精不断被消耗，同时也不断从饮食中得到水谷之精的滋生和补充。所以说脾胃为后天之本，这就给整体疗法树立了强有力的实践依据。

4. 津

津与液同属人体内以液态存在的富有营养的精微物质，有时统称为津液。津是清而稀，渗入肌肤之间，起温润和保持功能活动作用的精微物质；液是浊而稠，流行于孔窍，有濡养浸润作用的精微物质。两者均由饮食精微所化生，存储于各个器官的腺体内，受中枢神经的支配，作为中枢神经调节各系统功能和代谢的中间环节，行使生理上内分泌的功能，将人体内的各个不同的脏器和组织通过神经的调控连成一个整体。当然，在正常情况下，津液也有温润濡养的作用，但不能视为其主要功能。因此，当疾病形成后，津液不足，最突出的表现是生理上功能的障碍，而不单纯感觉是干燥，就是这个道理。

以上是将人体内的物质基础，在正常情况下的功能职责和它们的共同联系做的简单阐述，这就进而可以对照病理变化后的异常情况，用作辨证施治的依据了。

二、中医的诊断

中医诊断疾病基本方法是从人的整体出发，运用四诊的手段，了解疾病形成与变化的特点，以辩证法的理论和方法，进行分析综合，来识别病症，推断病情。目的是在人体与疾病做斗争的复杂过程中，找出疾病的主要矛盾，做好论治的准备。

在具体工作中，不但要注重疾病整体的变化，又要注重病变的局部；从疾病的一般共性中，又必须掌握这一疾病的特性。尤其在诊断疾病的同时，应把病人的一切特征放到第一位，不论是病人的性情、体质，抑或年龄、偏嗜；又要注重病人的居住环境，当时的天时气候，以及思想情况的变化等，从一系列的复杂变化里，结合起来探索病情，并且永远不用静止的观点及主观的想法强加于病人。以下就四诊辨证分别来谈。

中医对疾病的诊察是以望、闻、问、切四项方法进行的。四诊所了解的疾病各种现象，便成为辨证的依据。因此在运用四诊时，要细致地体察，要求能正确地反映疾病的实际变化，则施治方能适当。至于凡经治疗后病情反而恶化，无疑是四诊未详，辨证差误所致。毛主席说，要过细地做工作，要过细，粗枝大叶不行，粗枝大叶往往搞错。对于诊断疾病和治疗疾病时更要这样。以下就顺序来谈：

（一）望诊

在接诊病人时，首先看到病人的形态，形是姿势和体形；态就包括精神表情和颜色。其次是看舌。

1. 望形态

疾病虽属体内生理的病变，在形态方面肯定也表现异常。一般根据外见的现象可以测知平病的分别，而医者往往能够把一些线索结合起来作为进一步判断具体病理的象征。例如浮肿，通常认为是水液潴留问题，实际小便清长，则又是脾气虚弱所致；有胃疼呕吐，并见腹疼拒按，单纯治胃，症状难以缓解，若再予以触诊，就能查出是阑尾炎；有半身不遂，合并心悸气喘，予以补气通络，反而喘气更甚，这就应该抛开只有中风才能出现半身不遂的框框，而从心脏或血管病变上寻找根源。诸如此类，虽然都是用望形态的方法做诊断，若只是孤立地看一个形症，则难免差误。其次就是望精神、表情、颜色。通常望之精神不振，如在吐泻或外感汗后，不能即认作坏象，久病缠绵忽而神志清晰，确属回光返照，就有恶化之险；性情反常，有时是病理所致，不结合整体做诊断往往也能为标象所蒙混；面色红润，中风则属戴阳；热病颜面苍白，则又是热踞于里。凡此情况只能以现象作考虑，不能以常情来认识，因此望诊得来的材料，如何能当做治疗确实之依据呢？

2. 望舌

舌诊是广大劳动人民在同疾病做斗争的反复实践中总结出来的一套完整的诊病技术。这些宝贵遗产至今仍有效地指导中医临床，不但能内病外见，而且准确地反映疾病的程度和部位，给辨证施治提供可靠的依据。舌诊是中医望诊中重要环节之一。以舌的外在形象作为诊病认证的依据，并能准确地指明疾病变化的程度和脏腑病理之所在。通过不断深入探讨和认识人与自然适应过程中表现出的正常生理形象，更重要的是人在患病之后，舌的形态，色质和舌苔一系列病理的异常与变化，肯定了舌是心脏开窍外现的地方。《灵枢·经脉》说："心气通于舌，心和则舌知五味矣。"知五味是通过神经保护机体防止中毒和汲取有益饮食营养的具体措施。《素问·五脏生成》又说："心之合，脉也，其荣舌也。"从心脏的血脉运行功能看待舌色与舌质方面在疾病后的变异。唐容川总结了前人这些实践理论，肯定了"舌为心之苗，而居口中，脏腑之气支配于口者多着于舌"，强调舌诊在诊断疾病中的重要性。目前舌诊仍是中医诊病不可缺少的望诊技术。即近代西方医学也认为舌体的血管神经分布极广，血液的供应尤为充足。有人说："舌是反映生物体内机能是否发生故障的最好标志。"舌象变化反映整个身体状态，无论中医还是西医，均依赖它作为诊断内病外现的手段，不过中医在这方面积累的经验更为丰富。中医将望舌分为查舌质、定部位、验舌形和看舌苔四项，以下就分述之：

（1）查舌质 查舌质包括神（"生气"）、色两方面。

舌神主要分荣、枯、润、燥四象。

荣——舌是肌肉的外现，无病时荣活有华色，神气内含，生机旺盛，舌面鲜明清爽，神充于内。乃气血充沛，生机旺盛之象，即病亦属轻微。

枯——枯暗乏神，与荣活相反，是津血涸竭情况，肌肉失养生机见败，乃危恶之候，病虽未笃，亦应防变。

润——舌面润泽，为津血丰满内含，亦非湿润如水之外露。久病将复则先见之。

燥——舌面干燥，并非苔如芒刺，乃苍（枯之轻渐）燥乏润，是舌为津血竭，气阴久亏，流畅已失，亦属危候。

舌色是察舌的颜色，由于舌表面黏膜下层及基层中富有血管，血色透过白色半透明的黏膜而呈现出颜色。通常毛细血管循环畅利，舌色不深不淡，红润有生气，这说明主循环的心脏功能旺盛、血脉充盈，是无病之征。前人谓"舌为心之苗"，从舌质方面确实能体现出心脏功能的强弱。长期以来中医在临床望诊的实践中，总结病变以后的颜色的差异，不但可以明了心脏异常的状况，更能进而以辨证的方法测知此时心脏的异常是怎样引起的，以下就分别列出：

红——较正常红润为深，主血热，多见于以发热为主症，或存在内热的疾病。乃黏膜上皮浅层部分有炎症，细胞浸润，毛细血管扩张所致；如舌体正常为血中有热，每属实邪；若体瘦瘪，乃舌体组织中之津液伤损则黏膜萎缩，属津亏热浮。

绛——红而发暗，较红色尤深，亦系红舌之机理，但病多属实邪，为热毒入血之象，多见于高热或以热毒为主要病理因素的疾病，为热病之重者。

嫩红——红暗而浅，如玫瑰色，为湿热入血之象，多见于嗜酒之人，酒能伤肝，肝伤门脉瘀阻失畅，故舌呈嫩红。

暗——浅红透蓝，较正常之舌色略暗，虽不如紫蓝色之深，亦为舌上毛细血管回流障碍之故，乃病久气伤，无力流畅血行，主内伤病延久气虚之象。

淡——色不红而淡淡若白，主脾气不足，心力衰弱之象。

淡白无华，为气血亏损所形成，故血难华色，但病情有轻重，气血之亏耗亦有差别，若舌体如常有舌苔者，病轻；舌瘦无苔而枯萎者则属重笃之危候。

紫——是红中带青，色深而暗，乃上腔静脉或门静脉瘀血，静脉血流凝阻，回流不畅，为缺氧之象，每因静脉血未氧化，又回流所致。温热病见之则属热毒攻心之实证，如慢性病之心血管疾患，或肝病晚期，舌紫则属虚证。但实证之紫兼红而色深，虚证之色常暗紫而不兼红。如紫色浅淡，则又属气虚寒凝。

蓝——蓝是青之深重，亦静脉回流不畅，主气血大亏，久病趋败之象；如突然现蓝，则应考虑急性食物中毒。蓝中透红，为郁热在里，日久不去。

瘀斑——正常舌色，在舌面或两侧呈有紫斑之点或条块状者名为瘀斑，乃部分色素沉着，为全身瘀血疾病之外现。

（2）定部位　中医诊断用舌诊，怎样将舌体上的变化与整体的病变相联系呢？它有一套实际经验。中医在临床实践过程中发现舌面某一部分的色质异常变化与内在脏腑某种特定病理有关联，总结出与某一脏腑病变的关系，主要是以舌之色质和苔之有无来区分，进而与形证对照，能够做出满意的诊断。尖属心；前属肺；中属脾胃；根属肾；肝胆看两边。

舌尖——属心，浮火上炎则舌尖红，每见于失眠、烦躁、口干、纳呆等病；心阴亏损则舌尖光净无苔。

舌前——属肺，在舌前端 1/3 部位光而无苔，乃肺虚气阴并亏之象，多见久咳无痰或痰少、短气息促、二便欠爽等症。

舌中——属脾胃，苔腻厚是脾胃湿积中阻，或痰浊内蕴；干厚黄褐灰黑，则又为积久化热之象；若中心光而无苔为脾胃阴津亏损，溃疡病多见之。

舌根——属肾，胖胀有红球隆起，多为扁桃体发炎，为肾阴不足之象；若有厚腻之白苔覆盖，则为肾气不足，久为湿浊蕴聚不去情况，俱属久病脾肺不复所衍成。

舌两侧——属肝胆，舌尖红与两侧相连，为肝胆之火上炎；两侧有瘀斑，则为肝气滞郁，全身有瘀血的情况。

（3）验舌形　验舌的体形，对诊断也有重要意义。舌由肌肉所组成，肌肉主脾，故一般舌体变化可测知脾脏病变的深浅。中医认为舌体变化，也与全身肌肉变化是一致的。故望舌形不但能测知肌肉方面的病理，而且据此并与临床其他见证，结合闻、问、切三诊进行辨证，就能全面地得出精详的病机病理。在舌面上某些局部的病变异常，又能明确指示出属于个别脏器和气血虚实的情况。根据临床实践，也可以知脾脏病变之由来。以下也分别列出：

胖大——属脾虚积湿，脾被湿困。胖大而红是脾积湿热；胖大而淡是脾不化湿，脾虚湿聚；胀大色暗，为脾郁湿久。

松皱——为胀大不实而空松，舌面上有皱折样之直条隆起，属脾脏之气阴并亏，如吐泻急作，为脱水之征；亦久病将复之兆。

瘦小——属脾脏气阴不足之象，非体质素亏，即久病缠绵。瘦小而红，是心脾津血不足；瘦小而淡，是心脾气阴并亏。

僵硬——舌体转动失灵，主要影响语言及咀嚼动作，多为脉络阻塞。常见于温病热入心包，患温病之高热灼津所致神志昏迷者，则舌质绛红而僵；或中风偏枯诸症，若属脑血管栓塞形成之中风不语，必色质如常。

颤动——舌体震颤不定，多属正气虚弱，有时毒热内蕴之实热证亦见此象，为正不敌邪之势。如色淡而颤动难言，是心脾气虚已极；紫红颤动，乃热毒攻心之象；嫩红而颤者乃酒伤；鲜红而颤者，为肝风内动。

卷缩——舌短难伸，不能言语，多属气血大亏、筋脉失养，一般为脱水后危急情况；久病肝肾双绝之际，乃为危候，属气血衰竭之象。

歪斜——伸舌时偏向一侧，如非舌下神经受压或伤损者，多属全身病患所引起舌肌一侧麻痹所致。常与中风偏枯后口眼㖞斜同见。

吐弄——舌体伸缩频频，是心脾实热之象。舌质多为绛红或暗红；如常伸舌舔唇，则又属脾燥阴亏情况。若小儿无病而吐弄者，则系大脑发育不全。

裂纹——分直裂与横裂两种，俱属津血亏虚，部分黏膜萎缩所致。如系横形散乱而浅，为脾之气阴不足；其深而直裂者，则为心阴亏损，是舌面上皮层失去正常结构，部分乳头变扁平融合萎缩和断裂所形成之裂。

剥脱——又名地图舌，乃胃中湿热，食积久阻不去，津液难于布润，部分舌面乳头萎缩之势。

脑回舌——舌面呈红沟纹，舌体柔软增厚，多属先天形成；或为梅毒所致。若由深裂渐成者，乃是心阴之亏。

镜面舌——舌面光滑如镜，或无苔而不光，均是乳头萎缩所形成，乃津液涸竭，舌黏膜有失濡养之象，多属久病迁延。若舌质红绛，更说明津亏火浮情况；如延久再损及气分，舌质即现淡白，尤属危候；至于部分呈光，或前或后，或尖或根，或边或中均为一脏之津偏亏，乃疾病发展过程中之暂象，不必为虑。

重舌——舌下突然生出一个肿物，殷红疼痛，乃下颌下腺发炎所致，多属心脾积热，小儿尤为常见。

白星点——舌面生出白点，小如米粒，状若珍珠之晶莹，与舌苔之芒刺不同。属蕈状乳头因病理之情况而肥大，亦称水泡舌，为久病大虚之象；如散见于舌之近根部，则又为温热病之危候。

红星点——乃蕈状乳头增生充血之象，密集于舌尖及前中部，同时伴随舌质绛红，属温毒极盛，津血被耗情势，亦称草莓舌。

紫星点——多属血热病后，舌尖部残存之瘀血点，如不兼任何形证，日久自然消失。

（4）看舌苔　舌苔是舌面上生出之白苔，因其有如瓦上青苔而定名，前人多认为是胃气上潮所致，实际是舌上表面乳头间所残留之食物细屑，舌面上丝状乳头因病理引起变异，造成增生或变形的结果。

舌是一个味觉器官，然又不单独负责味觉，其主要功能是在牙齿咀嚼食物时起到搅拌和帮助咽下的作用，因此它的结构就需要舌面黏膜不能光滑，而生出乳头，这样才能带动食物不停地搅拌；故此类乳头既纤小如丝，且向后倾斜，以利于顺利下咽；如果乳头过粗或过大，则食物反而被其涩住，下咽就困难了；又由于丝状乳头所负的责任仅这些，不必辨别味觉，所以每个乳头中间，也就是一般的感觉神经，正是这样构造在丝状乳头上皮不断生长，细菌及食物碎屑残渣就容易积留，虽经舌之自洁作用，包括咀嚼、谈话、唾液分泌等动作，能使其有所脱落，但是总有一部分留存于舌面，这就是正常时极薄的白苔。

人体有时因疾病关系，对舌的黏膜不能正常营养，造成血液的充聚或缺少，津液的充斥或涸竭等致使乳头坚竖或萎缩，则苔的改变就立刻形成，虽说正常舌象是淡红湿润，罩极薄白苔，可是在细微的视察下，往往也能认识出病变的迹象，从而得出防病和认病的根据。故苔之有无和薄厚非但与乳头有关，而且苔之颜色及干湿，亦乳头病理变化之所为。因此，在劳动人民长期与疾病做斗争的过程中，观察到舌苔与证候的联系，经反复实践，充分证明舌苔乃内病外见的有力根据，使之成为中医临床诊断不可缺少的方法之一。以下分别列出：

①白苔　除薄白苔为无病常态外，其白厚者主要是丝状乳头的角质突起增多致密所致。其乳头间隙则积留较多苔垢，故不能见到舌面，主表证，主湿邪，主寒伤。

白薄而润——为正常。

白薄滑腻——为寒湿，如兼恶寒发热，为感冒风寒。

白薄而干——为湿阻津亏，如系外感，则有化热趋向。

白厚而滑——为寒湿内蕴。

白厚而干——为湿浊久羁津液不足之象。

白厚黏腻——苔白湿有腻象，如糨糊状，被于舌面，不易见到舌质，乃积湿之象，或属脾胃力弱，水湿不化；或为湿久成痰，蕴积不去；主湿痰壅盛。

积粉苔——苔亦白厚，而有水湿之间隙，乃脾胃寒湿之极，为气不化水之象。

腐渣苔——苔虽白厚，浮于舌面，似积粉，如颗粒，而无水湿，属胃中食湿积滞，为邪气所蒸腾，拭之即去。故此种白苔，舌质多偏红，乃邪虽盛，正气亦强之势。

②黄苔　亦与白苔之成因有相似之处，同属丝状乳头增生

而致密所致，其异点则为舌面黏膜上皮表层有弥漫性过度角化，乳头上角质突起增粗肥大，在上皮角化层内，可有炎性细胞浸润，上皮下之结缔组织内有圆形细胞浸润及血管扩张。故苔之变黄系有炎性之蒸熏所致。况舌苔黄多伴有脾胃积湿蕴热，紊乱及消化不良的病理，肠胃向上熏蒸，则舌苔变黄亦所必见，尤以发热病和湿温病的热盛黄苔更为易成。因此，苔之成黄为热邪所蒸无疑。由于湿热之邪在不同疾病之中，有轻有重，则又可分为黄薄而湿、黄薄而干、黄厚而湿、黄厚而干、黄厚而腻五种，主里热。

黄薄而湿——为湿热在胃。属胃湿蕴阻，积久化热之象。一般舌质不变，乃邪轻，胃尚无伤，或为风邪入里化热，与胃湿搏结而成。

黄薄而干——为热伤胃津。为热胜于湿，渐伤胃津之象。

黄厚而湿——为胃积湿热。黄厚苔上罩有水渍之湿，为脾胃久蕴湿积，已形化热。

黄厚而干——为积热伤津。热盛津伤，必属病久恶化，若继续发展则乳头之角化必越变越硬而竖起，成为芒刺。

黄厚而腻——为胃积食滞，或湿浊痰热。为积湿蕴热，湿热并盛，且久延不已之象，故厚腻埋没舌面。乃湿痰壅阻有形，虽有化热趋势，终热不敌湿，是以热与湿同等。总属湿热蕴聚于脾胃之象。

③褐苔　较黄苔深而带黑，常与吸烟和食物染色相混淆，然真正褐苔多为黄苔老化而来。黄厚腻苔继续发展，渐渐变为褐腻；黄厚干苔发展则变为干褐；由于厚苔，舌中心尤厚，因此褐色多先见于中心部。主湿热久积。

褐而湿润——为久病胃蕴湿浊。

褐而干厚——为湿滞蕴久化为湿热。

④灰黑苔　主里证。苔灰黑为肾脏受病，若高热蒸耗，热发过久，津液枯涸，非唯舌苔变黑，而且口咽干燥，神昏谵语，焦躁甚时即如芒刺，近代称之为黑毛苔，黑是灰之渐，乃邪气深入久羁不去之象，必是久病发展，由黄变褐，变灰再变黑，其病理同属丝状乳头增长所致。机体因有长期高热，其炎性病理作用于舌，亦必较黄苔或褐苔为甚，而乳头之角化程度更必突出。故干黑苔转成芒刺之机会多。因此这种黑苔形成，无疑是炎性病灶所引起。从实践中逐渐可以认识到，高热伤津，终必涉及肾中阴津，因而有高热灼津，肾色外现的说法，其理则仍与炎性发展津液涸竭，舌黏膜失其润泽所致之增生角化是一致的。至于病未发热，舌质如常，舌苔突然黑腻如漆，治之即去，属于寒湿困阻肾阳，与近代认为是霉菌所形成者相吻合，尚有薄黑薄灰的病理亦相同，此种苔多不与重证并见，有时竟无症状。

灰薄而润——为寒邪伤阳。

灰腻满布——为湿积困阳。

灰厚而干——为湿积津涸。

黑腻湿润——为寒湿阻闭，中阳失展之象。

黑干如刺——为热极扰心，多见神昏谵语，乃温病之重症。

总之，舌苔之变化，不但能反应病在肠胃时的寒热虚实，而且能观察出疾病新久和进退。尤其在温热病过程中，如苔色由白转黄，转褐转黑，这是热邪逐渐向深重处发展。反之由黑转黄转薄渐生白苔，热病向愈其过程往往如此。可是也有先是厚苔，忽然全退舌光，此属正败邪陷之恶化。至于苔生虽系胃病变之反映，然胃的失常又受全身病变的影响，这一点应该重视，也是中医整体看问题的具体反映。因此在临床上实际诊察舌苔，既要依靠前人总结出来的理论，更应该随时精细辨认，能够再发现出新的指标，以丰富这一卓越的诊断方法。

由此看来，用以上各种方法验舌，又须全面考察，相互印证，以冀得出恰当的诊断。切不可只抓色质，不看舌体；只注重舌苔的厚薄，而忽略舌体的变异；更应该认清舌面上部位病变的显示，来参证疾病在整个发展上的实质。不如此就不能很好地完成认识疾病实质的任务。

（二）闻诊

闻诊也是四诊的一个重要方面，是在接触病人时，医务工作者用听觉和嗅觉对疾病得出的参考资料，也是用于诊断的可靠依据。以下分听声音和闻气味两项。

1. 听声音

病人语言声音响亮，是身体坚实的表现，乃正气旺盛，邪气不甚之情况。亦新病轻浅、久病向愈之象；如语音混浊是邪实，低微乃正虚；突然音哑是邪实，久病音哑则为肺脏衰败，气阴涸竭；咳而声嘶属实热，咳声低微乃气弱；呼吸喉响是湿痰，呼吸干鸣属阴亏；咳嗽睡有鼾声，为肺蕴实热；中风病睡有鼾声乃肺虚气弱；呕吐声重是胃有食滞，喘而无声属中虚。

2. 闻气味

在与病人谈话时，首先闻到的是其口里发出的气味。臭气是伤食；腐臭属牙疳龋齿；咳而气腥乃肺脓疡或脓胸；口有尿味多属尿毒症；口气为烂苹果味，则是糖尿病的晚期，应警惕昏迷；肺病和肝病晚期多发出特殊臭味，这是内脏部分腐烂情况；如病室布满尸臭，非久败恶疮，即久病之危候。

总之，闻诊虽不必单独注意去做，然在诊断过程中也须切实留意，万万不可疏忽。

（三）问诊

问诊是调查疾病的来龙去脉必要的诊法。毛主席说："你对于那个问题不能解决吗？那末，你就去调查那个问题的现状和它的历史吧！你完完全全调查明白了，你对那个问题就有解决的办法了。"所以诊病时不但要问，而且要求详尽，应该有重点有步骤地进行，杂乱无章往往给诊断造成麻烦。前人总结出来十问，现在归纳为六项。以下就分别列出。

1. 问痛苦

了解病情和发病经过，第一可以给做好诊断创造有利条件；第二对望诊得来的印象，可进一步进行证实。再根据年龄、体质、当时的气候环境，将病者的表现、主诉的痛苦结合起来，如果不合理，那就要考虑是否经过其他的错误治疗，或属某些药物的不良反应。

2. 问二便

排泄废物是患病时期的关键所在。必须与平时规律做比较，素硬今溏为脾气虚；素溏今秘为阴亏。应联系形症，又须分析是否属于服用药物以后的变化。总之，疾病时二便通畅，说明生理正常无碍，或病轻之证。如邪盛二便就首先变化，这是势所必然。故二便情况在诊断学上同样占有重要位置。

3. 问饮食

病后饮食不佳，虽属普遍情况，然热病舌红苔厚、渴甚食加则是热邪灼胃，实为恶候；久病厌食，亦属胃气不复之象；发热渴饮，消渴多食，皆是病进表现。所以饮食进退必结合病情为论，万不可孤立看待，否则亦要贻误病机。

4. 问素嗜

嗜好多是成病根源，素嗜今恶为已伤；茶酒易积湿热；肥腻乃成痰渊薮；辛辣嗜久反而便溏清涕，貌似寒湿实为热结之象；嗜咸渴饮则又属积湿之渐；至如嗜食泥土或纸屑煤炭，乃虫积之候。总之，非养生之物，食之成伤；即日常必需之品，过嗜亦易为害；病时应详询之，亦辨证求因之要着。

5. 问口味

口苦，苦乃火味多属热；口咸，咸乃水味多属寒；口淡，食不知味，多属脾胃虚弱；口甜，甜为脾味之外现，属脾胃郁热；口酸，酸腐之气定属积食所致。由于口味是病人的自觉，故需问明。

6. 问经带

妇人生理特殊，问诊时必须注意。应知胞宫系于冲任，冲为血海，任司阴经，关联脏腑内外，全身互为影响。况经来先后，带之有无，病时又需连类及之。如在妊娠初期，问明方可投药，倘有挂漏，动辄得咎，安可疏忽？有时虽有疾病引起经带异常，而经带病久，往往又并见他病。因此，问经带为问诊的重要部分。

以上六项问诊，虽不如十项为多，而问痛苦一项就包括了寒热、头身、胸腹、睡眠了。至于具体操作，应该据实际记录积累出丰富资料，既能充实望、闻两诊之不足，更可结合从望闻中得来的资料，来衡定病人答问中个别感觉的是否，这就体现出问诊的重要了。

（四） 切诊

切诊包括诊脉和触诊两项操作，是四诊里最后一道工序，有验证望闻问三诊得来的资料正确与否的含义。同时切诊更能发现前三诊挂漏的其他情况。有时脉病变化先后难求一致，如脉先见病，察觉后可予做防治，或病愈症状未消，而脉已和缓，更可在后来做部署。总之，切诊是关键性的一诊，应该予以重视。

1. 诊脉

诊脉是前人在与疾病做斗争中长期积累的丰富临床实践经验的结晶。脉诊用于了解病情，认识疾病，以及探索病理，有着极其精湛的科学性。长期以来，诊脉既为一些资产阶级学术权威所藐视，又为许多唯心主义者炫为神奇万能，舍望闻问，单凭切脉任意夸大。这些对诊脉荒谬的不正确态度，应该予以严肃的批判和大力的纠正。

脉诊是中医诊察疾病内在病理变化的方法之一。我们知道，任何事物的本质都要通过一定的现象表现出来，而任何事物的现象，又必定是它的本质在某一方面的表现。脉诊就是根据这个原理在人身体的动脉能够诊察出搏动的地方进行接触的。脉象是医者指端在病人桡动脉处的触觉。病变不同，脉象亦异。究竟中医是从脉测病？或是从病测脉？从来无明确答复。欲明此理，必须先知脉为何动。

脉动乃血液在血管中流动之形象，为心脏司循环之标志，亦血脉流行全身，荣养滋润之具体动作。我国劳动人民积累了脉病间关联变化极其丰富的实践经验，根据病变后脉象的变异，在认识疾病的基础上，总结出很多脉的形象，更能从察觉脉象上反过来肯定疾病。这就是中医切诊查脉的道理。

脉象就是脉搏跳动的形象，是每一心动周期血流从心脏进入动脉造成的压力波，使动脉扩张和回复而产生的搏动。脉象则又由脉搏速度造成的速率，跳动规律的节律，应指感应力量的强度，显示深浅的位置和大小粗细的形态等组成，与心排血量、心瓣膜功能、血压高低、血管内的血液充盈度，以及末梢血管壁的紧张度等有关。血液在脉管内运行，虽说是心脏跳动唯一的反映，可是具体脉象的呈现，也受脉管纤维的支配，所以不能单纯认为脉象变异就只是心脏的病变。而这些脉象的变化，又是人体的脏腑、皮肉、筋骨、气血精津等，在内在和外界对人体的各种病理影响下，因心脏搏动和脉管纤维异常所显示出来的。把疾病的变化和脉搏的变化有机地联系起来，才能从中找出辨认病理的迹象，找到论治疾病的理法方药依据。中医脉诊也是在逐步探索，逐步实践，逐步认识真理的过程中发展起来的。

脉搏搏动的多种形象，既是心与血管受机体病理影响所形成的变异，也是疾病发生发展的不同表现，由于疾病的种类繁多，故临床所见的脉象亦表现多端。前人有 24 脉、27 脉、28 脉及危绝脉共四十余种之多。尽管如此，仍未能将临床脉象种类记录完全。这是前人在不同的历史阶段，不同的生活条件，不同的社会制度下，在不同疾病上所反映的认识差异。因此，今人必须从发展中看问题，认识其复杂多样是客观具体条件所规定的。由于社会的不断进步，新的事物对人体的刺激和机体的反应也有一定的更易，因此，脉象的显示更是不能囿于旧的范围。所以说脉象的种类也就越来越多，将来或可能更多，以至于不可胜数。那么该如何去掌握纷繁复杂的脉象呢？这就需要给它以由博返约的认识了。既知脉象之成属于心与血管的运血动作所搏动出来的形象，依脉诊病也仅是四诊的一种方法，只要弄清它是机体病变影响心脏与血管方面的异常，根据变异进而内测病理，脉诊的意图即属达到目的。但是有些人认为脉象的种类过于繁多，实际应用不过浮、沉、迟、数的变化，无疑就承认疾病上限于表里寒热四种了。这显然又过于简单。还有人又加上滑涩两象，共成六种，实际诊病亦难付应用，所以他们不得不将这六种繁化起来。在浮脉中有浮而极有力之革脉，浮而柔细之濡脉，浮沉均有力之实脉，浮而中空之芤脉，皆为浮脉；沉而着骨之伏脉，沉而有力之牢脉，沉而无力之弱脉，皆为沉脉；怠缓不前之缓脉，缓而时止之结脉，动而中止，因而变动之代脉，皆为迟脉；数而不齐之散脉，厥厥动摇之动脉，数时一止之促脉，数而无伦之疾脉，皆为数脉；按如琴弦之弦脉，弦如转索之紧脉，皆为弦脉；如循长串之长脉，来盛去衰之洪脉，皆为滑脉；如是之形，应指而回之短脉，细软欲绝之微脉，如微有力之细脉，皆为涩脉。姑勿论其这样分法已有不少错误，只就其意欲简化，仍是将 28 种强置于六纲之中，即知其牵强附会，悬想臆断，并非真知。应该明确，今天的脉诊，不但要发扬它的用途，而且要掌握它的科学性，因此就不能仅仅停留在它的形象上，认识它因心与血管受机体病理变化而异常的原理，是特别重要的环节。所以脉搏变化后的异常形象，脉象实际是心与血管的功能和器质性变异的结果，而器质性则又以心脏本身为明显。当然这是由于心脏对血液运行所担负的责任较多，就要有复杂构造的"设施"（心房、心室、二尖瓣、三尖瓣、肺动脉瓣、主动脉瓣），如果受内外病理因素的影响，很容易造成这些"设施"某一处或多处的改变。加上心脏本身的肥大或心肌的变性，对脉象的呈现就形成了变异，而血管的责任则只是帮助血液运行，所以构造简单。但是硬化和栓塞也是有的。明乎此，在讨论脉象种类时，就必须以这种思想做主导，才是正确的。

以下就根据这样道理来谈脉。将临床常见的几种脉象，分心血管病变、脉管纤维病变两部分进行论述。

（1）心血管病变

①数脉　数脉以至数言，一息六至，每分钟在 90 次以上，乃心跳过速，脉搏加快。数脉之象，跳动速，其病为热，乃热盛燔灼，火性急速之征。为心肌与交感神经受热毒之病邪刺激而异常兴奋，相反使迷走神经麻痹，引起窦性心动过速。但有时由于心肌力量减弱，心搏代偿性增加，以维持血液输出量，所以就不能一律以数为热看待。那么我们应该怎样理解它呢？应知无论是迷走神经麻痹，或是心搏代偿性增加，都是机体主动改善病理的措施。但是前者属于热邪致病，乃机体运用聚力加热之自卫功能而使心动加速；后者则为心力之不足，机体促使心搏代偿以期改善心肌之动力，病情不同，虚实有分。如果仅以脉言脉，不结合望闻问三诊，即不得谓之全面，就不能辨认出疾病的实质。如临床见滑数之脉，乃心动亢进，排血量增加，此时心搏与体温相应上升，热邪与增加之热力相结合所形成之高热情势，给临床以邪实的征兆，必须据以求邪的本质。如果执定脉数为热而予以退热，势必削弱正气，邪必益加嚣张。若数而微弱，脉搏虽快而应指无力，乃心力不足，血流减少，为动脉神经之虚性兴奋，多属慢性久延疾患，机体气血俱虚，无能改善，犹强力挣扎以为补充，时有脱竭之危，故

亦不能以数为热。总之脉数是心动过速，动则热加，乃一般机理。但在整个病理上，热加仅是暂时现象，依正邪斗争为论，在辨证论治时应视热之高低进退，作为施治的目标。如系邪实为病，更须辨明邪之实质，两寸见之为热邪上冲；秋月见数，多属虚劳阴虚之热。久病痼疽亦常见数。凡热性之病，因血液为邪热催促，刺激于心而加速跳动，末梢动脉亦扩张，遂成为有加无已之情势。有力为实，无力为虚，浮数表热，沉数里热，数大烦躁，滑数痰热，弦数热极，数实实邪，数虚虚劳。

另有如数之脉，虽亦为热，乃一时之暂象。如呕吐之前，每见寸弱关数，吐后数即消失。新病脉数，重按却缓为邪退；久病脉数为津液亏虚；瘦人脉数属阴亏；肥人脉数为痰火。似实而虚之数，虚实不容混淆，必须留意。

其兼数之脉，跳动有时亦速，但不同于数，如流利少数为滑；弦急欲数而跳动似难为紧；数急有止为促；数不流利跳如厥厥为动；虽然兼有数象，绝不可以数为热论治。

（歌曰）数为热盛至倍三，
脉见数象应细研，
今日始识诸般数，
端在真假疑似间。

②迟脉　迟脉是脉搏跳动迟慢；每分钟不足60次。即一息少于四至者。迟脉之象，来去慢，至数不足，正与数反，其病为寒。乃胸中大气不能敷布，或寒邪迟滞之征，心与血管之运血动作迟缓之故。在某些病理因素影响下，脑和脊髓之精神失常，迷走神经受刺激而兴奋，致神经中枢受病，血行失于正常调节，脉亦见迟。中医在临床实践中认为，迟脉乃寒邪为

病，或衰败虚亏之征，属机体之动力不足，不但气血运行缓慢，而且精神体力以及脏腑活动皆明显失常。引起脉象迟缓的原因，实为心脏神经传导系统失常。但其根本原因还是机体之热能衰弱，难以应付抗争局面。具体到每一疾病，则又有邪正虚实轻重的差异，例如迟而兼滑是心动迟缓，血管之张缩动作如故，为一时或局部受寒邪阻及血运，使脑神经反应欠灵，邪去血运自复；迟而兼缓则属邪势轻微，正未大伤，故此等脉象实际就是怠惰之象，病后乍复之际多见之，不能视为病脉；迟兼浮弱，心力既衰，气血双竭，心动弛缓，血管松软，弹性阻力低，心脏排血量减少，一派动能降低之势，乃机体无能为力的表现，属于久病衰败，又非寒邪为病者。总之，脉迟虽属心动弛缓，又唯病之新久寒邪盛衰易见矣，心力强弱之标尺，强者迟中兼紧兼滑，结合望闻问三诊，予以祛邪之治，心力自复；弱者迟兼浮兼弱，乃气血濒于竭绝，必争予大力强心，虽亦有邪亦应扶正以敌之。所以依脉辨证实为首要。浮迟伤寒；沉迟里寒；寸迟气伤；尺迟失血；迟缓寒湿；迟滑胀满。凡寒性之病，伤及心脏致动作弛缓，末梢动脉收缩，血液运行之速度不足。气力虚弱，阴寒为病，故见证多为寒湿。

　　另有如迟之脉，伤寒初解，遗热未净，胃气一时未复，血脉运行尚未畅利，脉跳虽未见快，治用温热，必助余邪。前人每言湿温暑热初起，脉呈沉迟，乃正气为郁，原非虚寒，正是湿邪郁蒸之势为一时之暂象，不可不知。其有内蕴热邪，腹满胃实，脉虽见迟，但沉实有力，则又属经络血脉阻塞，类迟之象。

（歌曰）迟脉三至正气伤，

总是寒邪内遏阳，

如迟有力经络阻，

忌投温热只宜凉。

③滑脉　滑脉即脉动滑利无阻滞或不涩，前人喻为如珠之圆，形容如珠流动之滑利。乃血管柔软，弹性阻力如常，心脏排血量充盈，脉波流畅。滑脉之象，来去灵利，平人为气血充沛，按之鼓指，心脏在气足血盛之际，跳动如常，脉管血液充盈，亦呈流利有力。有若滑中带缓，为无病之象，力有神，即病亦微。如滑而有力，则属病脉。脉管纤维厚具弹力有伸缩性，血在脉管中流动，其力必微大于脉管之容量，盖不如此则血液即不能从心脏直达毛细血管，因此滑脉之形成无疑是心脏加强其排血之力借以驱其内在之病邪，由于血管之弹性阻力如常，故脉呈滑利。前人有滑主湿、主饮、主痰之说，虽邪质有异，总属脉络有阻，影响血行，而机体有力能促使心脏排血量增加所做的驱邪措施。如滑中带缓，在妇女月经初闭，不能即属病证，乃胚胎已结，心脏之负担增加，故脉亦见滑，较邪滞有形之病理有近似之处，只不过有轻重之分。病湿则湿入血分，心与脉管无恙，故运行每见滑象。积湿为痰，脉即见滑，前人总结滑象主湿主痰，意即本此。寸滑呕吐；关滑痰壅；尺滑淋浊，或为遗泄；浮滑风痰；沉滑痰湿；滑数痰热；滑短气塞，必感喘促；病则湿邪有余之候，不可不知。

另有似滑之脉，乍按亦觉和平，不大不小，不见止歇，但平动不能鼓指，突突而去，重按反弱，又为元气不足，岂可认滑为痰，而滥施攻化？况虚劳若见弦滑，乃肺气之败；泄后脉见弦滑，为脾肾不足；似此暂见之假象，临证尤须参详。故凡有病脉滑，除脉有兼象之外，形证上亦必悉呈病态，慎不可执滑为平之论，险恶即难挽回了。

　　（歌曰）　滑脉流利气血足，

　　　　　　　病湿见滑痰有余，

　　　　　　　女得经闭乃孕象，

　　　　　　　平病细参不容忽。

　　④间歇脉　间歇脉即前人所谓之结代脉，脉搏动中时有歇止，不能依次推送血液前进，故其人必自觉心悸。实因血液衰少，难以充盈，脉管、心房虽大起大落，其代偿性心搏兴奋终难有济。可能窦房结因病理关系，其自动性受神经影响而引起窦性心律过速或过缓，致心脏期前收缩、房室传导阻滞、窦性心律不齐等情况也就陆续呈现。此乃心脏器质性病变，无力为动，而又拼力强动之恶性循环局面。

　　间歇之象，动中停，主气力不足。亦有痰湿痹阻，滞碍气力之流畅者，虽非气力之衰，亦正不抗邪之情势，乃心脏跳动受制，多属心脏瓣膜运动障碍，血行必苦缓慢，如数中见止，则为热毒攻心，致心脏跳动紊乱，中医名之为促。迟中见止名为结；其止自难还者，良久再动名为代；皆间歇之脉。总之脉见歇止，多为心气之虚，宜先制其躁动，而大力补益其心之气阴，使心的气阴有复，方能转危为安。虽有邪滞为病亦不应少涉疏忽。慎之慎之。

　　（歌曰）　脉跳间歇止复来，

　　　　　　　临证论治须安排，

　　　　　　　结代促象形象别，

　　　　　　　总属气衰莫徘徊。

（2）脉管纤维病变

①弦脉 弦脉之象如弓弦，端直而紧，按之有力，前人喻为如按琴弦。与滑脉之软、活、柔、滑恰反，乃心脏排血量充足、血压增高，脉管纤维神经拘急，致使其弹性阻力亦相应增强。关键在于脉管壁之收缩神经兴奋，血流不得爽畅，机体令血压升高，心搏排血量加强，冀能冲破障碍，岂知冲力愈加，脉管神经之拘急度愈强，脉管纤维失柔，乃脉管硬化现象，遂成此如按琴弦之强硬感。病属气机不通，故有弦主痛、主饮、主痰、主寒之说，然均是气机阻滞所形成。其病属肝气之郁结，肝气宜条达，郁则失畅，不通则疼，故主疼；肝郁气滞，则脾胃之升降必紊，脾胃运化失职，则饮食消化受制而积湿，又主湿；痰为水邪郁久，是痰之远因，属肝气郁滞所成，实皆肝病脉弦之病理。中医责之情志不舒，气血因而欠畅，病久成郁，脉弦即属实证。如循长竿者病，似新张弓弦者重，硬紧兼见者尤重。应知弦本苦急，病轻者必有柔意，反之津血涸竭，生升之机受损，脉管即已硬化，老年久病，实为危候，不可不知。

寸弦头疼；关弦气滞；尺弦腹痛；单弦积湿为饮；双弦痰湿内停；浮弦肝风；沉弦里结；弦数热聚；弦迟寒凝；弦大气虚；弦细拘急；弦长积滞；弦微津伤。

另有似弦之脉，必病情在转变之初，脉忽见弦，为一时气血受制之欠畅，寻即消失，应结合形证为论，如单凭弦而贸然责肝，每多偾事。

（歌曰）肝气不舒脉呈弦，

脉管硬化已昭然，

主疼主寒主痰饮，

脾运受制积湿先。

②细脉　细脉之象细如直线，不似弦紧之有力，亦非微弱之虚软其病为血亏。乃血少不能充满脉管，脉管纤维因而缩细之象。然血亏脉细多属病久，并非吐衄崩漏之暴失血者，故虚劳津血有伤则脉细，前人谓细为气血并衰，亦即久病血少气亦不足，确属经验之谈。

寸细心肺不足；关细饮食减少；尺细津血涸竭；细滑寒饮；细弦筋疼；浮细感寒；沉细血伤。另有如细之脉，气血未亏，暴为寒冷所伤，一时疼急，经络壅滞，不得宣达，致脉管纤维骤为收缩，乃寒邪之凝结，则不能以津血不足论治。

（歌曰）脉细久病津血伤，

细如直线非弦长，

不似微弱软无力，

细甚伤气亦须防。

③滞脉　滞脉是新发现的一种脉象，也是目前临床上常见的脉象。在触按时，滞脉之象无起伏，似跳非跳，轻取无所见，中取方有，重按亦如之，似滑非滑，似弦非弦之感觉，却应指有力。六部一致，两关显，多见于气郁患者，胸脘闷楚，心情抑郁，烦懑不饥，依形证论乃肝郁气滞所致，为郁证的典型脉象。可是前人著录多直书弦滑，虽肝郁甚时，弦滑有时也见，而形证上必以脘胁疼痛明显。若仅烦懑闷楚，无疑就是郁结不甚，故脉象亦只见此弦滑不甚之滞形，乃肝气湮郁，气血失于流畅之候。本来肝气不舒，气血之运行难畅，气血不畅首

先表现于心与脉管之血运动作滞结。然阻滞久必影响神经紊乱失常，故心搏加速，脉管纤维收缩亦相应呈现。今病方初起，仅先见此气血不畅迹象，若即时予以疏调，脉象立可缓和。实践验证，滞脉为肝气初郁，符合见微知著的原则，这对贯彻"预防为主"的医疗方针有重要意义。病属郁闷不舒，久病多见之，亦间有新疾，不似弦脉结滞之甚，故病多迁延不能速已，临床上医家病者每每忽视。前人谓肝为五脏之贼，即指肝郁不解，极易生变多种疾病。

滞脉不单见，两关同见为多，则系肝郁必犯胃，胃失和降之象。另有两手六部皆滞者，又属肝郁气滞波及气机之畅利，脉管纤维失弛。凡病脉滞，即应于肝求舒解，"百病生于气也"，"万病参郁治"，前人实践经验不容忽视。

另有如滞之脉，暴为寒邪所折，气血受制，一时脉象见滞，寻即更易，慎不可视为肝郁；至如久病乍复，气血尚未充沛，脉跳骤触似滞，实则细弱无力，更不能以肝郁为论。

（歌曰）脉来失利既为滞，

肝郁欠调气壅实，

若系暴寒制气血，

脉滞暂象乃一时。

④模糊脉　模糊脉是诊脉时指下初无所触、久按重取方见，似动非动之脉搏，然又模糊不清，似有若无。模糊之象，若无动，细忖则又有跳动，来去不明，指触不清，似濡而不浮，若散却有力，绵软怠缓，病属头目昏沉，足如踏棉之候，其人则头晕昏胀，并有明显之心悸、气短、神情恍惚，甚或胸闷心疼，倦怠多寐。六部如一，极少单见。乃脉管纤维失约，血行怠慢，多为患高血压之日久，是心脏功能及器质改变的反

映。此时全身动脉有明显硬化的改变，因此血管壁增厚，弹性阻力降低就十分明显，所以脉象模糊不清是心与血管运血无能形成的，同时也与久服降压药物过度抑制有关，神经呆滞，反应欠灵，非唯脉象模糊，而且神志异常，甚则影响行动，时有仆跌之虞。

　　（歌曰）脉象模糊头昏沉，

　　　　　　目蒙腿软若失神，

　　　　　　脉管失约血行怠，

　　　　　　急药速治莫尤人。

　　以上仅将心血管与脉管纤维病变所常见的脉象列出八种，并详为说明，作为举例，使对脉象的形成与病理的关系有一个正确的认识。当然病情复杂，脉象尤多，在掌握切脉方法之后，能于脉病相互之间彼此参证，不但可以明白体察脉象，而且可以由病测脉，从而可以进一步发现新的脉象品种了。至于常见的浮、沉两脉乃病变后在脉管部位上的显示，浮脉就是切脉时用指轻按即明显地感觉脉搏的跳动，不需用力重按，仿佛脉搏就像浮在上面一样。因此，前人就名之曰浮脉，乃血管扩张，其弹性阻力反而降低，但心脏之排血量增加。沉脉就是切脉时，重按沉取方有，乃周围血管收缩、心脏排血量减少、血压降低。浮沉两脉多兼夹他象，如浮紧、沉弦等，虽前人每每形容备至，也只能在病理上指出表里，却不能独立认病，故不拟单独划分。

附　小儿诊脉

　　至于小儿脉诊，因其身躯纤小，则另立方法，今附列于下：

1. 虎口指纹

乳儿十月以内，诊脉看食指外侧之指纹，乃小儿之动脉外见者。平时色泽红润，隐约皮下，每多在食指根处。设伤于寒邪，表为寒郁，则脉管充血而稍上升，颜色较平时为鲜；如色转暗红则为热；反之黄白色淡为脾胃虚弱，甚而或青或紫，乃寒热之邪盛，又为久病。小儿一指非长，病之久暂，邪之盛衰，有时指纹呈上下粗细之别，结合临床见证妥为辨认方可，并不必强分几部。

（歌曰）乳儿看指纹，红润无病情，
青紫分寒热，虚实淡滞凭，
粗细辨表里，外感与食停，
黄白脾胃病，诸惊均不经，
三关难为界，不宜胶定形。

2. 掌脉

小儿两岁以内，诊掌间动脉，持脉之法，医者以拇指扪儿手背，中指按儿掌根动脉，静查其沉浮迟数，以别表里寒热。小儿虽少情志之变，劳伤之损，然脉亦不单见，复脉为多。浮缓伤风；浮数风热；沉弦腹疼；沉迟伤冷；沉滞停食；沉数而滑为食热；沉而细弱为内虚。

（歌曰）小儿脉诊掌，浮沉定感伤，
迟数寒热别，兼弦宜参详，
久病多食积，重症必弦象，
有余脉易辨，虚弱最需防，
转危从兹起，明辨勿慌张。

3. 寸口

小儿三岁以上，体形已成，诊脉可在寸口，但一指不必再分三部。平脉至数，一息亦在七八至之间。然易虚易实，虚则三至即甚，实则九至为剧。寒热天气之变，右脉每呈浮滑，浮滑乃风寒之伤；贪食无厌，左脉每多沉滞，沉滞乃食积之停；浮数或见抽搐，乃热扰于血；沉弦则腹疼已明，属寒食之结；右脉滑脾虚成痰；左脉细久病已虚。唯一指之触，脏腑配部不易，而左血右气已明，再结合望闻问三诊，相互参证，辨认自亦不难，操作熟练后，也能得心应手。

　　（歌曰）成童诊寸口，一指三部形，

　　　　　　人迎气口动，伤感两分明，

　　　　　　左微亡血候，右弱泄利成，

　　　　　　抽搐痫厥疾，痰食积热生，

　　　　　　虚实候间变，急治莫消停。

2. 触诊

　　触诊是医者以手按抚患者皮肤胸腹，探测其温热软硬，以定疾病的表里虚实寒热和痛楚。临床时如条件许可，亦应作为全面调查的一项，则辨证时的材料依据就更丰富了。

　　（1）抚肌肤

　　肌肤滑润，主新疾，津液未伤；肌肤粗糙，主久病，非但津血亏损，如有甲错，则干血瘀阻，病势已重。

　　肌肤热有汗，是里有实热；肌肤恶寒或栗起为伤于风寒；肌肤冰冷，乃内有寒邪，或气虚不温之象。

　　（2）摸手足

　　手热足凉，为内热；手足初触较热，寻即有减为里虚；两足热楚，属肝肾亏损；手背凉为外感；手心热为食热；另有小儿豆疹将出之前指尖冷；泄泻之后脾气亏，手足不温；皆触诊始能发现，故应重视。

（3）按胸腹

胸腹内存脏腑，按之能直接触及。况腹腔膨胀之辨水肿和鼓胀必按之才可确诊，故亦需细察。

（4）按虚里

按左乳下四五肋骨间。动微而不应手，为心气之虚；有时手未触而跳动振衣，乃心血不足之心动过速；按之应手，不紧不急，跳动缓和则属无病之征。

（5）按胸脘

痞硬为结胸，胀疼为肝郁；空胀濡软，食少不饥，则属胃寒。

腹满按之实，大便秘结为实邪；腹胀按之舒为脾虚；腹胀皮急，按之凹陷为水肿；按之随起为气聚；腹硬热为积滞蕴热；绕脐疼，按之高低不平为虫积；上腹偏右胀疼，按之硬属肝病；偏左按之硬乃脾脏胀大；脐偏左疼，按之累累硬块，乃燥屎之久积；脐偏右下有一点压疼为阑尾炎；至如腹急疼按之甚，属急腹症。

触诊必详询病源，再结合四诊辨明方可确诊，临床尤须注意。

三、中医的辨证

中医有它的诊断方法。分析来说，四诊是诊，辨证则属于断。中医的辨证是将四诊得来的资料加以整理，从中找出病理的线索来，作为论治的根据，因此做好辨证乃是诊断中重要的一环。

如果不依据这些得来的客观现实材料，单凭主观想象，哪里能有切合实际的认识？而且在去做分析判断过程中也应该"去粗取精"，防其以伪乱真，如是反复辨认，以冀病者的客观反映与医者的主观想法逐渐趋于一致。这样正确的诊断有了，进一步的治疗办法才能得出。

中医诊断的具体做法，是将病者极其复杂的各种现象都归属于某些简单的大纲里。毛主席说，人们总是首先认识了许多不同事物的特殊本质，然后才有可能更进一步地进行概括工作，认识诸种事物的共同本质。中医在长期工作中也是通过一番概括功夫，制定出辨证的八纲，虽说每个病变都是新的变化、新的病理，看不出表里虚实寒热阴阳，可是将四诊得来的素材，做一分析归纳，则又不出这八个范围，这是前人临床实践总结出来的纲领，但是由于我们使用时，阴阳这两纲不能恰当详尽地说明疾病的本质，反而造成模糊的印象，因此在具体辨证中可以舍弃阴阳，只用六纲说明问题。以下就分别谈谈六纲：

1. 表里

表里是指疾病的部位，也就是说明正邪斗争在人体内外何处。并不肯定病位在表就必是表证，而需要解表；病位在里，而简单予以攻里。因为病情是复杂的，正邪斗争的情况是多端的，况正邪的强弱也是多变的，必须根据这些复杂的局面运用多种方法来应付，才能够达到祛邪扶正的治疗目的，如果简单地限定于表里的框框，那就又不全面了。

例如：明明是外感于寒，又有发热无汗的表证形象，只是正气虚寒脉反见沉，而需从温里中去解邪，能单纯看作表证吗？现在谈的是辨证，就是从疾病矛盾的各个方面来综合分析，务必弄清它的本质，只有把疾病的本质抓住才是辨证的目的。表里所指示的虽说是病位，但在整个分析疾病过程上，也只能提供疾病发展变化的线索，用作进一步深入研究的条件之一，万不能贸然以单纯的表证或里证去处理。

2. 寒热

寒热是指疾病的性质。虽说前人有寒者热之、热者寒之的经验治法，也应该详细区别病成为热、病成为寒的具体情况。即便是寒邪中人成为寒证，热邪中人成为热证，也必须从正邪斗争发展中如何形成的去找根据，不能单独看作寒就是寒，热就是热。

例如：发热汗出，不恶寒但恶热，口渴脉洪数的大热证，这样的典型热象，按理就须用苦寒去清热了，可是一用就坏，应该认识到这是正邪斗争中正不敌邪的假象，必须用育阴扶正之法来抑热。要知机体在御邪时，正邪斗争只会聚力加热，这是机体的御邪表现，见热清热就等于助邪伤正，况临床上寒热还有真假，这一点应该严加注意。

3. 虚实

虚实是衡量正气的盛衰和邪气的强弱。前人认为实是邪气实；虚是正气虚。这就给虚实在辨证时定了规矩。试想邪气中人，正气与之斗争，正胜邪败，也就不成为病。临床上正邪盛衰的判断，往往是根据症候舌脉进行的，如果是症候明显，舌脉有变起码是相持局面，不论正气如何，应该首先认识到邪气不弱，从整个斗争趋势上寻求祛邪的方式，治疗时就依靠扶正敌邪，祛邪复正的方法，妥善安排。慎不可一味攻邪，舍正气于不顾。

例如：发热恶寒无汗，脉沉，沉为在里，可是扶正祛邪，仍是欲从表解，而正气不足一时又难以成汗，此时如不识此，而予攻里，则正益虚邪必陷里，造成大患。又如发热汗出，不恶寒但恶热，口渴脉洪数的大热证，在高热灼阴的局面下，热是实邪，只是正气不支而不容祛邪，必知抑热保阴的方法才能免于恶化。因此在辨证时虚实不能不讲，而论治时应该从正气方面着眼，才是正确对待虚实邪正问题的准则。

八纲辨证今天对于我们来说也如是，将四诊得来的复杂材料，由博返约地做归纳，这是很好的，而强把一些脉证定为每一纲里的经典教条来作为我们行动的指导，那就错了。因此辨证归类应该着重找出形成病变的来龙去脉，也就是务必认清它的本质，这样得出的结论才是正确的。

四、中医的论治

诊断对疾病来说，就是提出病理的情况，那么关键的一环，必须落实到治疗上。如何治疗？这就是现在所研究的论治问题。应该知道中医治疗疾病有它的治疗特点，只有明了它这种特点，才能很好地与疾病做斗争。以下就分别来谈：

1. 整体观念

疾病的形成情况复杂，在生理上造成的影响，也是人体全面的变化。因此具体诊治疾病时，中医往往是从整体出发，永远记住人体是一个有机联系的整体。一个病名，一个症候，甚至在整个疾病发展过程中的每一个变化，所牵涉的都是多方面的，不了解这一点，论治便只是主观愿望，就不能切合实际。

例如一般的胃胀疼，多认为是胃本身的阻结失通，可是单纯活胃调气，症状不减。不禁要问：正治正法，为何不能已病？因为胃的阻结，有它的成病根源，胀疼是病理的结果，是整个病理的表面现象，应该了解病自何来，来源不能堵截，病理存在，病即难已。应知能造成胃的胀疼，无论是由饮食积滞，或是寒邪所伤，必须阻遏了肝气，脾胃升降被滞，才能成胀，胀不去必疼。况还有直接的肝气郁滞。而肝气之郁，实气血失畅的具体表现，司气血运行的又是心脏，心脏运行气血，全赖肝生升之气来领导气血的畅利，全身内外气机才能灵活。一旦肝郁气滞，气血运行失畅而阻结，在胃必有不通则疼，食阻则胀的表现。因此单予活胃调气，肝气未舒，病安得已？所以治病必须从整个病机上去考虑，不能忽略从整体看问题。

2. 治病求本

本就是本质，也就是病变的根本问题。临床所表现的症候尽管复杂多样，应该从它的本质方面寻找出之所以能成为这些形症的道理，抓住了这一点，不但了解到成病的规律，而且也得到正确的处理方法。如果不这样，专在形症上打转转，结果越治越拧，病情也越向恶化方面发展。常见有些慢性病患者认为我的病一直没有耽误治疗，每天吃药，为什么就治不好呢？医者也误认为什么方法都用遍了你这病是治不好了。实际这就是犯了不抓根本的错误。例如简单的咳嗽病，咳吐黏痰，遇冷加剧，表面看不过是咳和痰的问题，先镇咳不应，继又化痰还不好，如此咳痰交替的治，咳痰哪一样都消不了。错就错把这机体咳痰的动作当作病来治，而又把痰孤立的当作病邪来祛除了。若从舌胀是脾气之郁，苔腻脉滑乃积湿所蕴成痰，根本是脾虚积湿的问题，湿积蕴痰，痰阻气道，呼吸受制，咳才发生，这样去找它的本质就明白了。肺为痰壅是标，标本明白了，用理脾宣肺化痰的治法，痰少了，咳减了，饮食加了，病就慢慢地好了。这就是治病必求其本的基本道理。

3. 扶正与祛邪

疾病本来是正邪斗争的局面，是病邪伤正的问题，治疗则是祛邪扶正的措施。应该明确治疗的最终目的是恢复机体的健康，必须将病邪祛除。但有时在具体治疗上，祛邪往往伤正，扶正反而助邪，这就需要妥善安排了。

本来正邪斗争，双方有强弱的差别，前人有邪之所凑其气必虚的看法，实际成病之后，首先要看双方的实力和发展的趋势，才能定出恰当的办法。毛主席说，矛盾的两方面中，必有一方面是主要的，他方面是次要的，其主要的方面，即所谓矛盾起主导作用的方面。本来治疗的目的是祛邪，治疗的方法则是帮助正气，这是基本原则。就遵照这个原则，随时查看疾病发展方式来定扶正祛邪的措施，就有标准了。

例如：饭后恶心，大便欠爽，舌胀苔满腻根厚，溲黄少，素饮多今反不渴，脉沉滞。这是水湿困脾，脾欲升而受制难升，肺欲降而水湿无力为化，结果湿阻中脘胃失降和，治应升脾宣肺和胃，这不就是扶正祛邪么？但是辨证才能找出病机，四诊才能发现病理，所谓的祛邪扶正，怎能凭空而谈？如有人不用四诊辨证，仅从病势现象上定指标能行吗？固然病久正气虚，应该留意伤正；病急邪盛，治疗时也须防正气之损耗；这些细则是临床不能疏忽的原则大法，却与教条式的正虚必补正的问题有分别了。

4. 异病同治与同病异治

这个问题也与治病求本的道理是一致的。异病同治的同，是病机病理相同；同病异治的同是病名相同；姑且无论一个病名的病尚有很多类型，至于同病同型时，还有年龄、强弱、新久、季节、气候的差异。有差异就不是真同；但病机病理完全一致时，则是正邪斗争的敌我双方情况以及发展方式上全无差别，治疗的目的，原为助正祛邪，这时就必须采取相同的方法了。

例如湿热痢，里急后重，痢下红白黏液，不但病名相同，而且形症也近似，只是一个老年久病，素嗜饮茶，舌淡湿腻，脉滑食少，是脾虚湿蕴的情况，治必予温脾化湿；一个是壮年新疾，食肥腻又暴饮冷水，舌红胀，苔黄腻厚，恶心不食，脉滑弦有力，治则推积化湿，并予清热；同病异治的道理简单，可是通过四诊辨证，才能明白必须异治。

又如经闭日久，消瘦食少，食后胃疼，口干不渴，便秘如球，三四日一行，舌淡光，脉细滑无力，有溃疡史，脉右滑左细；经闭是因长期食少，津血乏化生之源，而便秘则又是津液干涸，脾胃枯燥之势，故治必从滋养脾胃着手，使食加运复，津血化生得复经自能行；消瘦食少是直接的脾胃干涸，治亦应滋养脾胃，以改善食纳运化情况，使津血有物质来源，则新血续生，气血充盈，脏腑和畅，病理自除。应知治病大法，脾胃是关键，经闭是从血涸而来，故先自滋养后天着手，虽说治标，实则治本，两病的病理相同，经过辨证，需要的治法也是一致，所以就用相同的方法来处理，这就是异病同治。

5. 正治与反治

用直接的方法，给病邪以迎头痛击，逆其发展趋势叫逆治，也就是正治；用间接的方法，有时顺从邪势做治疗，叫作从治也就是反治。究竟采取的办法如何规定？不是随意而为，而是精心分析病情，从客观实际的需要出发的。

　　例如：发热口渴，便秘溲赤，苔干黄，脉滑数。予以苦寒降泄，这时逆着热邪高涨的趋势，快速直折，把热邪祛除，这算正治；发热身疼，口不渴，便溏不爽，溲混浊不清，舌胀苔满湿腻，脉滑弦，屡用清热方法而热持续不减，这属于积湿蕴结，脾运受制，发热则是机体聚力祛邪的表现，是想通过蒸化方法将积湿予化，奈机体所聚之力有限，不足以一鼓成歼。如不明此，一味除热，则是对敌温情，于正有损，热不退说明正未成伤，设热除身凉，立即转为胸满恶心的恶化局面，治疗更难，必予宣肺化湿，助机体祛邪之力，也就是顺势为治，邪去热即自除，这算从治，也叫反治。至于如何运用，完全应该视病情而定，万勿主观从事，更不能片面看问题。

6. 主次与缓急

　　主次是疾病在症候群里的表现；缓急有二意，病情和症候在程度上的轻重，以及治疗采取的手段，总属于疾病形成后其发展过程中，矛盾所在的位置问题。疾病形成往往是极其复杂的，因而出现了成群的症候，也就是正邪斗争所表现的矛盾的局面。尽管矛盾众多，可是它们内部都是有联系的，而且有一定的条件。治疗也就是要掌握矛盾、消灭矛盾，去进一步助正祛邪。

　　例如：简单的伤于风寒，发热恶寒，脉浮紧，苔薄白，是邪在表，机体聚力加热以驱之，如治不得法，或治不及时，甚至使其相持过久，机体有不支情况而出现汗出口渴、溲黄便秘，热势反高，这是邪已化热、津液不足之象，邪强正衰，就须改用抑热育阴的治法，不能再予辛温散寒解表了。本来外感风寒，邪据于表，祛邪是主要的，是急需的，只是正气有伤，津液不足，邪有化热趋势，病位渐向内移，再用辛温则助邪转化，解表反予邪开内陷的通路，这时必急采育阴措施，将次要化为主要，不如此如何能在这即将恶化的关键时刻扭转过来？主次更易，缓急也就随之改变。总之，急则治标，缓则治本，前人长久在临床实践中不止一次地观察运用，最后总结出来的规律，作为论治时的准则，完全合乎"马克思主义叫我们看问题不要从抽象的定义出发，而要从客观存在的事实出发"的要求。

7. 局部与整体

中医辨证从整体出发，是要避免片面性，可是一病之成往往从局部甚至一个很小的部位开始，这就又不能不对原始病变多做考虑。况这样来做，其目的仍然是很恰当地弄清局部病变的病理，拟定妥善的治疗方法，以达到治愈的目的。

例如：疥疮在皮肤上的红肿，起病多由局部溃破后污染，但是体内不先蕴积湿热之邪，发病亦轻，故辨证时只要发现有这样内因存在，均须把清除湿热作为一等重要措施，免除局部病变进一步扩大。局部问题还要大力重视，因为病位所在，正邪斗争于此，如何助正围邪，予以消散不使脓溃，更属关键。

因此在论治时所谓局部与整体问题，应该反复分析，将它们中间的病理联系以及相互影响的原因探明。论治不但要分标本，还要分清主次，认清标本主次，才能更好地扶正祛邪。否则单纯认为整体是主，有时就放任局部的恶化，重点放在局部而忽略了整体在支配其变化，就愈治愈重；前人谓扬汤止沸，而釜底抽薪方法才是视客观具体情况而定。如此，论治的措施就恰当了。

8. 机动与灵活

机动与灵活就是说在具体论治时的"运用之妙"。毛主席曾说，灵活，是聪明的指挥员，基于客观情况，"审时度势"，而采取及时的和恰当处置方法的一种才能，即是所谓运用之妙。"审时度势"，这一行动准则，军事是如此，辨证论治、遣方用药更应该如此。客观情况在疾病的表现上是多变的，论治则是如何恰当的掌握其变化而予以平复。天气寒热，情绪波动，主观上不能加以控制，对疾病的发生发展却有极大影响，病情变了，既定的方针政策就需要另改，改不就违反了既定的大法么？应知在变的情况下，不改就会产生坏结果。

例如：妇女经行腹疼，这是胞宫气血失调的反映，具体是气郁，是血滞，还是寒凝？应该进一步诊断明确，予以疏通。可是这时适因其他原因致感冒风寒，立即出现发热恶寒、头疼身楚等症状。如果不及时疏散外邪，随时都有热入血室的转变，就须将腹疼这一主要矛盾暂时搁置，迅速解表。

又如治疗青年患者王某，自幼三个月时就发生咳喘，诊时已逾二十年。连续治疗了五个月，在整个治疗过程中，始终是以升脾宣肺、降痰化湿、温肾益气之法。忽有一次，见其舌苔满黄腻，脉沉细滑数，且两尺尤显。据云胸脘堵闷，溺黄混浊，虽未犯喘，即知其饮冷的旧习所致，湿热已结于下焦。遂依舌脉，改正治疗法则，投以清导湿热之方，服后即愈。在此次治疗前经过几诊后，咳喘已基本停止，故见其湿热下结为患，立即改用清导祛邪。如果仍以久喘治之，瞻前顾后，不敢改易方法，俟其上凌扰肺，将是促其作喘了。这样机动措施，就是"审时度势"的灵活运用，又是精详地做好四诊的情况下，慎重考虑后取得的。

机动措施，就是从审其时机，度其病势而做出的灵活方法。在和疾病做斗争的论治过程中，人和物的关系、恰当的治疗以及对证的方药固然重要，但是病人的主观能动性和医生为病人服务的革命精神必须调动起来，使病人和医生积极合作，密切配合，加强信心，克服单纯治疗观点及一切急躁、悲观、失望情绪和各种不利于治疗的错误思想。则机体内部抗病能力就能充分发挥，也就达到了治愈疾病的目的。

以上所谈的这八项论治，就是中医具体临床上与疾病做斗争的实际措施，前人从实践中虽说定出论治的八个方法（汗、吐、下、和、温、清、消、补），可是它的理论基础仍不出这八项的范围。因此现在应该先将这要领明了，日后实际运用不但可以灵活掌握，还可以随时有新的方法定出来，那就不会永远局限于八个有数的框框。事物在发展，实践出真知，依客观情况为依归，也就是达到整理提高的先声了。

附 八法简介

1. 汗法

病位在表者用汗解的方法祛邪叫作汗法。一般用辛药来散，表寒用辛温；表热用辛凉；体虚者则应与补益法同用。

2. 吐法

邪滞在胃，阻结气机，致使腹脘膨痞，且有温温欲吐之势者，采用催吐药物，使邪滞从上越出的叫作吐法。此法适用于食滞暴停，或误食毒物，必须迅速吐出者方可暂用，如用于一般之痞满不下，则胃的机能不但不能改善，反而使呕吐加剧，难以自已，不可不知。

3. 下法

邪滞阻塞腹中，泄之使去的叫作下法。有驱使之通之意，也叫通法。下法之用分多种，热结用苦寒；寒实积冷用温热；

肠脏枯燥用滋润，虽亦通便，却非下法。

4. 和法

和是调和的意思，凡病之苦于气血不能通调者，依祛邪扶正的方式，达到气血和畅之目的的叫作和法。一般用疏通和解的药物，主要是恢复胸膈间气机的升降通畅。

5. 消法

病邪积滞时久，不适宜吐下猛攻的，用消化的药物使之逐渐消化以去的叫作消法。这是治慢性积滞聚结的一种和缓措施。

6. 温法

温以助热，机体抗病的火力不足，用温热一类药物帮助祛邪的叫作温法。

7. 清法

有二意：一是用清凉的药物清除邪热漫延；二是机体在抗邪的过程中聚力加热之余波未尽，必须清而解之，或是机体津血不足，浮热失降时，需要予以清解的叫清法。

8. 补法

气血不足，难以维持生理正常活动，必须予以培补的叫作补法。

八法运用，实际是五个祛邪，三个复正，仍不出祛邪扶正的范围。

第二章
中药知识

　　中药是中医长期与疾病做斗争的主要武器，它是我国劳动人民在实践中逐步发展丰富起来的，是中医学的重要组成部分。事实证明，中药之所以在治疗疾病方面能取得卓越的疗效，不仅是治疗上所起的扶正祛邪作用，更是对整个人体病理状态的改变。

　　人类在生活劳动中所接触的事物繁多，尤其是食物一类的东西，开始是通过其对人体的刺激和反应的感觉，进一步总结了其对生理变化的影响，进而充分了解了其在人体所起到变化的规律，并逐渐有意识地运用这些已经掌握的认识对已感的疾病进行纠偏反正的治疗。就这样长期来从不知到认识，从不觉到自觉，从实践上升到理论，逐步形成中药这一独特医疗方法。

　　究竟中医临床使用中药治病是怎样掌握的呢？上面已经谈到前人对中医的认识由实践上升到理论，在接触药物以后，发现每一种药物有不同的性能，人吃以后，在味觉上也是形形色色，进入人体后所引起的变化更是一种一样。前人又从这些复杂反应里逐渐理解到由于药物的气味差异，才出现了不同的变化。最重要的一环是，每个人身体的适应能力不同，表现出来的病理变化及对药物的反应也是多种多样，然而药物作用于人体后的变化又存在某种规律，因而又进一步明白了人与药物的关系也具有一定的规律性。如此反复思考，肯定了药物作用的不同变化受人体适应情况的不一致所影响，但药物作用于人体后的功能又是由药物本身的属性所决定的。这样经过反复实践，反复观察，反复思考，终于了解药物气味是药物改变人体异常变化的条件，引起了人们主动运用这些理论去改变人体一时性或长远性的疾病变化，这就是中药治病的起源。

尽管药物具有各自特有的气味，但前人在长期实践中将其进行归纳，也就是现在所说的四气五味，并逐渐总结出各种药物在人们服用以后所起到作用的升、降特性，以及药物间配伍协和等问题的规律。下面分别来谈：

一、四气

气也就是所指的药性，药性是药物在煎煮服用后显示出来的功能表现。一般指用寒热温凉药物治疗疾病时，在病理上起到对热性病、寒性病偏差呈现的矫正作用和功能。

许多人认为寒热与温凉是程度问题，寒是凉之甚，的确寒性药比凉性药的凉性大些。可是热与温也完全认作是程度问题就不准确了。因为温性一类药物在服用后一般是起到温养机体的作用，是扶正的措施，不等于热药化寒邪、温药也是化寒邪。按字面上讲，温是热之轻，实际寒邪不甚，于理应该是机体通过它的聚力加热功能驱邪使去，为什么还不能即予使去呢？不是病邪的顽强，而是正气太弱不足之故，就应该改用扶正的方法为治。如甘温之类——黄芪、人参、熟地黄、桂圆肉，哪一样不是扶正的作用？如果它的味兼有辛，则辛温就有热性的成分，功能是助阳也是用来扶正祛化寒邪，并非直接祛寒。在药性中热与温应该这样去理解。

应该明确疾病对机体来说是一个反常的现象。可是症状的呈现又是机体对病邪的斗争措施。机体抗邪常常是聚力加热，上冲外向，目的是要把病邪驱除体外。但有时疾病既成，邪势较强，正气反弱。前人有邪之所凑其气必虚的说法，于理也正是如此。正强则邪难留，何病之有？故治疗即属于扶正以祛邪。试思邪之属性虽有多种多样，而机体抗邪则只有聚力加热之一途，如寒邪过盛，机体加热亦不能即予化除，遂见寒证，寒则热之，治就需用热性药物帮助去化；热邪中人机体仍然是加热措施，邪势就益形扩大，而成为热证，热则寒之，治就应采取寒性药物杀其热势；寒热之邪成病是如此，其他风湿燥火之邪中人，机体同样是通过加热方式，在临床上表现有湿热燥火之势。因此治疗尽管多样，仍不出寒热祛邪大法。不过具体使用药物时，是应根据客观病理病机的具体情况，而以复杂的药物对待罢了。这是下面配伍问题，留后再讲。至于药性中尚有平性一类，不寒不热药性平和，即前人所指的药为五气。这是药物之性，温凉不甚明显，实际它们也有偏凉偏热的迹象，用来治病理病机之寒热轻微者。但是成偏即正不敌邪的表现，治就需用纠偏，其实还是正气不足，所以平性药物仍不出祛邪扶正的范围。故药性仍然应该以五气看待，不能舍平性于不顾。

二、五味

味是药物在人服用后味觉的显示。药物繁多，各具各味，前人已归纳成为五味，即辛酸苦甘咸。由于这五味的性质不同，服用后也呈现出不同的作用。

临床实践中，辛主散，有发散和行气的功能。那是人体在接受辛味刺激后对血脉的流动增添了力量。应该知道，风寒束表，正是因一时力弱尚未能将风寒外邪驱之使去，则药物为机体提供的助力就是所谓的发散作用，有辛味的药物多具有这样的能力，如麻黄、桂枝、紫苏叶、薄荷等。体内由于各种因素造成的气机欠畅，也应该用辛味的药物助正气以推动，在治法上叫作行气，如木香、厚朴、香附之类。总之辛味能开散，这是通过临床实践认识而又反复证实的。

酸主收，有收敛固涩的作用，前人不是有望梅止渴的故事么？说明酸在人的味觉上能起到敛聚津液的功能。本来渴是缺水的现象，通过酸味的刺激能够敛聚一部分津液水分来滋润。实践中证明，凡是气虚失恋而出现自汗、盗汗、滑精等情况时，用酸味药同样可以改善。本来气随血行，津血不足气就失其所恋而散放无制，酸药服后，气随收敛，这仍是收敛津血而气得固摄的作用。其他如肠滑久泄亦用酸，也是固涩肠间气血使蠕动复常而达到止收的效果。当然药具酸味仅能收涩，至于具体使用在某一个疾病上，则又必取其兼有他种性味者与之协和，才能达到治疗目的。这一点留在下面谈。

苦主坚，有燥湿和泄下的性能。为什么有清热作用的苦药却说它主坚呢？则是清热祛湿的功能作用于机体，又恢复它的强壮坚实的道理。当然药含苦味不是一般都具这两种功能，恰恰相反，某些药具苦味，却又不能燥湿。因此用药治病一面谨守病机，一面以药物所具的特性做针对性的补偏救逆措施，故苦寒一类不止一种，热性疾病不但病因复杂，而且热的形成有时很难弄清，我们在毫不主观的情况下，针对这一热邪的性质，去运用清热的药物，如此热邪才能清除。

甘主缓，有补益缓和的作用。我们说疾病乃正邪的斗争，但是有时由于气血不足的偏衰所引起的平衡失调，也常常表现为疾病，治就必以补益。甘味药物皆具补性，如人参、黄芪补气力，熟地黄、肉苁蓉补津血之类，至于甘草、饴糖缓中和解，实际也是补益作用的另一种用法。所谓需用缓中的病机，则是脾胃过虚，升降被索，用甘温益气药物予脾胃以添补，就能安和复常。不论药物另兼何种其他性味，只要具有甘性都能起到补正作用，故每在正不敌邪的病机时，于驱邪的同时运用具甘味的药物，意义就在于此。

咸主软坚，有软坚滋润的作用。人体之所以长期保持润泽，乃津血充沛之表现。实际津较血更为重要，因为脏腑、筋骨、皮肉甚至毛发、爪甲，俱需津液滋养，而神经对个体器官的调节，津液又为不可或缺的中间环节。故津液不足时非但各个器官功能低落，而且形体消瘦、肌肉干燥，这就是失去滋养的病理表现。咸味药的主要作用是滋润，乃改善干燥的措施，前人认为是软坚，说的就是这个功能。但是咸味药物并非全属生增津液，也能改善流通，如由于津液不能正常流通所致的疾病，药中必兼咸味，才能致津液而软坚，这就是咸能软坚的道理。终于前人有谓能下者，则属于肠脏润滑后排便爽畅之意。正如芒硝之化燥结，又为结粪得咸而软化，后苦寒下泄的协和作用。总之药具咸味对结燥有软化功能，前人临床实践中已充分理解药物的使用是起到致津液的目的，无论是机体缺乏津液，或属热实证的燥结致津液失其流通，用不同的配伍，最终皆须达到软坚回复其自然湿润的目的。

以上将药物的五味做一具体分析，使我们掌握不同的五味对疾病所起到的作用和功能。应该明确，疾病的形成是复杂多样的，五味在药物上来说，也常是兼杂而非单纯的，可是用药物治病的目的是纠正病机，在正确诊断之下，如何使药病完全相宜，这又是一个细致工作。然只要先对药物性味熟悉，以疾病的需用为依归，具体使用就容易了。

另有所谓淡味，即俗语"淡而无味"，不具任何明显之味，如茯苓、猪苓，但在药效方面淡味则有渗湿利水之功，实际二药同具甘味，然甘味极微，细尝始见，于此则知前人所谓之淡，即为此义，故淡味并非单独成味，仍以列为甘味药中为是。茯苓性平和，所言利水，与一般之除湿有别，盖其利水功能，乃渗湿致津，助心脾以成津液之用。猪苓亦微甘少兼苦味，治气不化津而停蓄成湿。当然猪苓所主是水潴问题，单用不易为功，必视病机所在而适当予以配伍。根据茯苓之用为水不化气，体虚气弱之故，用为益心脾之气；猪苓则属气难化津，津血之阴液不足所致者，治主在下焦有通利水道功能，甘味虽薄，毕竟也是益气力之不足，微苦使降则下焦气化为水之力方显，至于驱水使去，故必配泽泻才能完成。总之淡味近甘仍是甘缓一类，前人竟列入甘味药中，所以五味之中就不单列淡味，也就是此意。

三、升降

药物治病，乃以药物的性能助正驱邪，然须依正气驱邪的趋向顺势为助。当然以病之成原具其一定的复杂性，而辨证施治则又是根据病理病机和邪的属性立法、选药、处方。必须顺

应机体驱邪的意图才能更好地完成这一任务。如风热头疼：邪
是外感的风，又挟体内的热，内外合邪，冲于头面，脉浮数，
且有黄腻舌苔，并兼见身疼便结现象，浮脉为在表，须向上求
解，只是内热随冲而上，反致难于疏散。这时一味予以辛散，
则辛燥必助热势，若专为清里，风邪即趁势而陷，里热就益形
加甚。前人在实践中逐渐创出了苦寒之药用酒制，其性又能上
行，来符合新的病机，使与新药为配，则上能散风，下能清
热，常用酒浸大黄、芥穗之类，这就是升降之意。它如人身气
血运行原理本具升降，药有升降之性者，用则意欲使其升降之
性能助复机体升降之障碍。例如桔梗原为宣肺祛痰之药，肺为
痰壅，肺气为闭，以桔梗使肺气得以宣通后痰液自去，因此凡
肺气不畅时，用之肺气必舒。痢下不爽，里急后重，纯属气机
之阻结，肺主气，宣则气通壅除。据此，只要由于肺不主宣所
成之各种疾病，悉用桔梗升提肺气则病可除。柴胡由于其能舒
肝解郁，凡疾病之属于肝郁气滞者，用之可解，然肝虚气亦常
郁，每亦为升提肝气之药。升麻素称其有透疹、清解、升提三
作用，实则同属于升清阳之气，亦即为升提心气之用。盖心气
足则血运和畅，气血和畅非唯百病可抑且生机旺盛，如心气不
足时，借升麻为助，补力方显。故桔梗、升麻、柴胡三味，临
床虽不单取，但在方药使用时每因宜作配，则扶正祛邪之治，
更能突出效能，实则是助机体充分发挥其祛邪之趋向和意图，
这就是所谓药性之升的表现。药性之降并非全属泻药，如赭
石、牛膝、龙骨、牡蛎降逆平冲，却能复机体气机病理之改
变。总之，用药治病目的虽无大的差别，只因疾病形成后在生
理上所造成的病理是复杂多样的，因此前人通过实践中的具体
要求，有时机体生理上需要恢复清浊升降时，则用药力升降之

特性来纠正病理的偏差，是极其重要的。

四、配伍

中药是中医长期与疾病做斗争的坚强武器，但是在具体运用时又如何通过细致而又复杂的方法，去适应人体随时出现的复杂病理所形成的症候群？在单味药物难以全面取效的新问题上，又逐渐形成了用几味不同性味的药物来共同治疗复杂病理，即中药的配伍方法。所谓的配伍，是因为病理的复杂交错，必须统筹兼顾才能更好地完成治疗任务。这就是后来方剂学的基础。

例如《伤寒论》治少阴病咽痛，用甘草汤、桔梗汤、半夏散及汤。在形证上都是少阴咽痛，本来少阴病的主症脉微细但欲寐，属于机体的肾气虚寒，咽痛虽说为喉头炎症情况，又与肺胃郁热的红肿溃烂有别，就不能用苦寒清热的药物，它是一时的气聚咽间，黏膜肿胀，气聚为肿，治虽必为消散，但是此气之聚为气虚难以自为流畅之故，散则气益不足，就须用益气之法，但气聚再益，气必更聚，况气聚咽喉及肺气之虚而失降，益气再升，肿就更不能消，在这样矛盾的情况下，通过实践，创出既予益气又能消肿的办法，就是上边介绍的《伤寒论》里的三个汤头。更针对疾病的时间和程度上的不同，分别使用。使药治与病理吻合，以达到消除疾病矛盾的目的。

这就是中医中药在具体使用时的复杂化。尽管中药使用的起源是自单味始，由于社会的进步，疾病形成的复杂，中医在使用中药时也就逐渐发展为多味，配伍方法就是这样形成的。

五、协和

单味药有它自身的性能，是由它具体的气味所决定，但是有时疾病的变化特殊，气味和缓的药物不能胜任，而气味剧烈的药物对人体有伤，在这样不用不行，用又不可的情况下，另用一些监制的药物一同使用，这就叫协和作用。例如半夏为治湿痰要药，只以味辛开泄，体滑多液，生用蜇人口舌，多用难以下咽，然病之需要开泄结滞降气定逆者，非服不可。前人于经验中实践出以生姜佐之则半夏之弊除。盖以其辛散开郁是升宣作用，与半夏之降甚者却能济之使和，且同具祛痰之能，故可共用不悖。痰饮之成原属脾胃之虚，水不化而积液，液聚成饮，饮滞为痰，无论所聚者为水为液为饮为痰，既成中阻，气机必壅结失通，用半夏则力能降逆舒气，然病由脾胃失健，既已聚液阻气，再经半夏之开降，胃降益伤，脾必更虚，所谓半夏有毒者，恐即本此。今以和胃之生姜佐之，既能助半夏以祛痰，又可和胃不使再伤，以达祛邪扶正之意图。这就是协和作用的第一种。

另外有时以病邪顽强，清淡和平药物不足以制伏，而烈性药物有时具副作用，人体难以适应，于是另选能以化解其副作用的药物协同使用，则安全无疑。如口腔溃疡，口舌时时溃烂，病情顽固，经年不愈。这是湿热积滞，湿重于热久不化解，用一般推化药物不易触动，胡黄连经临床反复使用，初步获满意效果，可是服用后腹中绞痛特甚，殊难推广，经屡次实践加入大量甘草，则可矫正腹痛之弊。从此胡黄连就能够广泛地给治疗服务了。还有临床上常常遇到气阴大亏的病人，于理应该给以养阴药物，可是疗效不好，因而进一步从病理上分析，这样气阴并亏的情况是先成为气亏而后逐渐阴亏所衍成，然病变突出表现为阴虚失恋，火浮扰神的局面。由于气亏是本，故阴虚不见渴饮，火浮并非热炽，单纯用寒药养阴气则更伤，所以疗效不好。养阴实是只顾次要的一方面，忽视了气亏的根本，而错把阴虚火浮当作了本质，哪能获致疗效？临床实践以来，反复摸索，跳出了一切框框，重用甘草之甘缓补中，平不助热的和缓性能，对气亏进行着重的纠正，而以至酸之乌梅，使其敛阴降火，多数病例疗效满意。根据这样配合运用，又细致地找出肺的气阴不足时用甘草、乌梅；心的气阴亏虚时用甘草、五味子；脾的气阴大伤时用甘草、木瓜；肝的气阴亏损时用甘草、芍药；同样的甘草和酸味药物，只以各味又具有各个的特性，去应付各种病理上的同中有异的情况，做出具体的运用，使药治能够应付各种复杂的变化，超出了各种单味具酸特性药物的性能，更好地为治疗服务。这又是药物协和中新的途径。

以上简单阐述了中药协和作用在中医治疗疾病时三两个具体范例，还很不全面。我们在实践中还要不断地总结经验，打破以往对中医药学过于保守，既不整理，又不准备提高的旧框框，大胆创新，在中西医结合的道路上，争取"有所发现，有所发明，有所创造，有所前进"。让古老的中医药学术，放射出更加灿烂的光辉，为创造我国更具时代性的新医药学加速步伐，也是全心全意为中国人民和世界人民服务的较大贡献。

六、中药使用注意事项

中药是中医与疾病做斗争的有力武器，药材使用不当，不仅造成浪费，严重的还影响患者的健康。因此，如何正确合理地使用中药，做到药尽其用，避免供需矛盾和药材的浪费，医药配合，诊治好疾病，是每一位中医药工作者的神圣职责，应做到以下几点：

（一）精方简药，切忌按图索骥

方剂是前人在临床实践的基础上总结出来的药物组合，是从单味药中发展而来的，是中医学遗产中的宝贵财富之一，至今仍有效地指导着临床实践。

从发展的角度看，许多古方和经方的组方机理和方义，只能作为我们学习的楷模，必须加以消化吸收，切忌生搬硬套。何况社会在前进，人类对疾病的认识也在不断深化，疾病的表现也不尽相同，因此，要求我们要精于辨证，探索疾病内在规律，切忌按图索骥，轻率地单凭一病一证的个别表象，就盲目套用前人成方，甚至二方三方重叠使用，不仅药味越开越多，而且药物剂量亦有增无减。这样做的结果，实际上已完全违背了中医传统的辨证论治精神。

要使中医药更有效地维护人类健康，不但要合理利用药材资源，而且必须要刻苦钻研，争取在药物特性方面，有所发现、有所发明、有所创造、有所前进。使已著录的药物发挥出新的作用，并将民间单方，地方草药，以及新发现的药物，逐步在临床实践中证实其对某些病种的特殊效能，扩大药材和方剂的使用范围，给古方、经方赋以新的生命力。

（二）推陈出新，古为今用

中医药学必须有所发展和提高，只有在临床实践中切实做到四诊详辨，掌握真正的理法，处方遣药，并能汲取西医学最新方法，包括检查、化验等，着眼于疾病的机理依整体观念，使中西医学术有机地结合起来，探索其特效药理的所在，从中发现问题，才能激起解决问题和钻研问题的新思路与新方法。

近年来，由于新的药物品种不断涌现，有时感到旧法用药满足不了新的临床实际需要。针对这种情况，应对常用药物的性能，通过实践重点再加以研究，对每个方剂中的药味，在主次关系和功能疗效方面分别单独检验，从中寻出它特殊的新性能。如苍术在脾虚湿困时，于祛湿之中又具有升脾功能，加上麻黄使其肺宣湿化，这不但湿去，而且脾健湿亦不再停，通过实践，寻出两药在不同的病理要求下分量配伍的差异，使二药能起到不同的药效。因此开始使用两药意图，仅取其振复脾肺已失的升宣功能，祛邪则须另加他药。迭经使用观察，不但获得复正的疗效，而且在药力显示过程中，两药以其辛温之性的发汗疏表祛湿作用，往往很易出现。若用于病机之欲使湿邪从表解者，就将两药分量取同等，一般各用 10 克，即能使其大汗；苍术 18 克、麻黄 6 克，湿邪可从小便出，则小便自利；苍术 12 克，配麻黄 3 克，湿邪又能自化；这是通调作用恢复的显示，从实践到认识，慢慢就形成了使用的新规律。

再有久病体衰的患者，临床呈现出许多气阴亏损的形证，长期服用各种各样补气补阴方药，病情反而有增无减，关键则

在于未从根本改变，不深明机理，焉能对证？已悉病属气阴大
损，治疗原则是达到阴平阳秘，因此治疗就不能只从形证上着
眼，必须采取培本措施。病由气阴双损，治应从双补方面入
手。应知气阴充足，乃五脏安和、水谷消化的结果，病情至此
本属饮食不能为化，故廉于饮食者为多，治则养阴气充，方药
看似对证之治，实际方大补急，反成为脾胃之累，不能消化吸
收，也难于达到愈病的目的。是以药治必须改变恢复胃纳脾运
的吸收问题，前人早有酸甘合化成阴，辛甘合化成阳的治则。
那是以酸敛阴虚之浮火，用甘味以直补其中，先解决脾虚的运
弱问题，以辛振奋阳衰后的动力之不足，用甘味亦直补其脾
气，来解决脾虚中寒难运的病理。根据五脏之个别阴的偏虚，
依各脏本身的特性，凡肺阴亏虚者用诃子肉或乌梅，心阴亏者
用五味子，肝阴亏者用生白芍，脾阴亏者用木瓜，肾阴亏者用
熟地黄，同属酸药，分别配用甘味生甘草，达到酸甘合化为阴
之目的。再严格使其各归各经，要求更纯，符合客观的病理，
疗效就容易显明。如果阳虚，则采用辛甘合化为阳，以补阳热
之动力虚亏，具体则有脾阳肾阳之分，由于脾虚不运所形成之
阳气虚衰，进而消瘦羸弱引起的各种久损不复或急病暴伤所致
的生机衰微，均须以干姜温脾，佐生甘草以助其合化为阳之
力；若先天亏虚，禀赋不足，或后天失调太甚，以致机体阳气
大伤，生机颓败，即应以辛温大热之附子佐甘草以直补肾阳。
因机体之阳热动能是来源于先天之肾和后天之脾，故一旦显示
出机体之阳气不足，也只需在脾肾两脏做补充，而不及于其他
之脏。应知所指的合化作用，并非同用能化生出所需之新的阴
阳，实际酸甘同用与辛甘同用，乃是以酸先敛阴虚后的浮火，
使其不再上炎无制，以辛刺激脾肾衰疲之呆滞，而以大量生甘

草至甘补中，以复中气之大亏。况生甘草补而不腻，且含有大量淀粉和丰富的糖分，使其充补长期不能饮食之亏虚，如此病机、病理就可予改善。由于这样的配伍，所以药味不多，起的作用则是补阴补阳之实际结果，前人即将此种措施名之为"合化"而收到预期之功能，加之节省药物，减少药物紧张，若以此简单的配合，所收到的疗效较之复方为佳，这又是从实践检验得来的推陈出新的收获。

如人参味甘性平，前人实践证明，它具有大补元气之功，多年来患者和病家，并未因其价昂贵而慎用，反而认为它疗效必高而造成不合理的滥用，即以疾病垂危，灌以人参汤为例，不问病情病系何种，仅从尽人事角度出发，明知很难挽回也要多此一举。如果真是气阴竭绝，病情危险，单予续气，气无以涵，亦难补固，必以甘温补精之鹿茸为配，才能起到挽危起废的作用；若病情尚未险危，早服却不能耐受。常见一般疾病不问虚实寒热，为取悦于病家，每方必带人参，不但造成药物浪费，也给病添上不利因素，还能合理吗？

（三）药物的代用问题

中药种类众多，有些是性能接近，但绝不是完全相同，如在某一药物紧缺时，如何代用，比如对中气下陷的病症，如生黄芪短缺时，改用味甘气浓之生甘草，作补中益气之功，配以味甘微兼辛苦之升麻，使其生出升提强心和增充动力的作用。至于代用疗效是否能达到预期效果，通过大量的实践，临床上对一切中气下陷病例，尤其是胃下垂久治不愈者，在重用生甘草的同时佐升麻，服后患者自觉症状有明显好转，曾有一例坚持服用半年，竟能恢复常态。至于其他杂病者，亦使二药配合，疗效反比单用生黄芪较好，这是从病理的需要到药物的代替，其间在分清病理的同时，最重要的是必须验诸实践，深切了解两药的性能相同，方敢以之为代，若仅从本草书上查找，以为性能相近，任意为代，就非彻底负责了。

以下气宽中之莱菔子为例，它的味辛甘、性平，前人认为入脾肺两经，功能化痰、消积，实际在方中使用，也就是仅限于下气宽中这一范围，因而长期以来，临床既不敢重用，更不能对这样非名贵药物加以深切研究。应知所谓下气宽中的病理与药效，再证实其化痰与消积药理，不难认出在病的机理上，必是气机郁结于中，致使肝气失调，胃之和降受阻，久则湿留蕴痰，食滞为积，先属气机之不畅，积渐又成为实邪之有形。莱菔子为日常食用之菜蔬，其下气宽中之性能，渐应用于方药，下气之显示确属迅速，对于痰涎壅盛中阻、痞闷者，服后尤能结散气舒，前人才记录下其药性与功能。根据这样的药理，将许多方中属于宽中降气的药物，其性能相近的，在临床以莱菔子取代观察比较，都取得了满意的效果，如麻杏石甘汤将杏仁改用为莱菔子；厚朴三物汤将厚朴改用莱菔子。因此，在临床缺少某种药物时，只有深切了解药物性能并验诸实践才能做到心中有数，才能取得满意疗效，同时也能对病人负责彻底，否则任意取代，不但临床疗效不佳，对病人不负责任，而且滥用了药物，达不到用药合理。

附 甘草解

甘草以其味甘甜而得名。然甘与甜虽字义相近，究竟甘较甜含义为广。说之甘字，"五味之美好者为甘"，即言甘味已远远超出甜味之外。《名医别录》谓："甘草温中。"经诸实践它所指的温，乃温养之意，中即甘味归脾，补益中气之不足，凡病之由于脾虚气弱者均宜用之。汉代张仲景对甘草的性能体会得比较精细。在《伤寒论》《金匮要略》两书里，250余个用方中，就有约120方里用甘草。虽说多数是针对里急、急痛、挛痛、厥冷、烦躁、冲逆等形证而用的，然其立法的本意，仍是温中补脾益气的作用。即《神农本草经》所说的主治烦满短气、伤脏咳嗽，具止渴、通经脉、利气血、解百药毒等作用，也属于改善中气不足所致的气血失畅，不能自作平秘的病理。应知其味至甘，性则平和，服后脾气得健而充沛，五脏安和，机体就能驱逐邪气，邪气解则真气旺，故筋骨肌肤坚实，脾即强健。药物之凡具有甘味者性多平和，甘味纯者，缓和之力益强。病时因机体受邪气的干扰急疾不安，治则必须充实脾气，机体始能有力与邪相搏，故所谓的烦满短气，正是中气之劳伤的反映，徒以清热除烦为治，必致气益虚而病愈甚。用甘草以补中则脾得温养，即能气增烦解；久咳损伤肺脏的为伤脏，用甘草从养脾中固肺气，咳即自止，脾虚失运则津液难生，补脾复运，用甘草则亦运复津生而渴自除，至于通经脉利血气的功能，尤属用甘草益脾之效。

又以甘草具至甘之味，对一些毒性药物确能中和其毒性反应，故前人得出"甘草解毒"的认识。实验证明，甘草含有甘草酸和甘草次酸素，能抑制胃肠平滑肌的活动而有解除痉挛的作用，使胃液分泌减少，降低胃酸浓度，因此对胃脘痛有效。又根据其所含的甘草次酸素有类似肾上腺皮质激素样作用，可使水钠潴留，升高血压而使钾的排出增加。根据前人对甘草的使用经验和现代实验研究结果，结合自己的临床体会，认为甘草尚有下列作用：

（一）用于合化

1. 甘酸化阴

阴虚火浮是虚劳病的共同病理。归根结底属于脾虚失运。《内经》虽有甘酸合化之法，却未见明确实例，临床上在治疗阴虚火浮病时，曾有意单独使用酸味药物与大量生甘草配伍并获得满意疗效。阴虚病理之所以形成，多数是长期脾胃虚衰，津血素亏，重用甘草，除以其温中益气之外，最重要的是以其含有大量淀粉和糖分，服后能迅速充填以代替食物，助化精微的物质，精微大量补充，阴液即能无缺，再以酸类药物收敛其上扰之浮火，火降阴充，病即可止。用虽合化，但有分工，再具体针对五脏阴虚不同情况，有肝阴虚，症见急躁易怒、头痛、眩晕、耳鸣、舌干红、脉细弦数，则用生甘草配生白芍；心阴虚，症见烦躁失眠、盗汗、舌红或舌中直裂、脉细数，则用五味子配伍；肺阴虚，症见咽燥干咳、咯血或失音、舌前光红、脉细数，则用诃子肉配伍；脾阴虚，症见口干唇焦、便秘或溏少、不思饮食、舌干、脉细数，则用木瓜配伍；肾阴虚，症见咽痛、颧红、腰酸潮热、耳鸣耳聋、足痿、眩晕、舌光、脉弦细，则用熟地黄配伍。临床各种细微的区分，另依具体所虚的程度，在两味药用量同等的基础上，视各脏虚的程度，而又单将生甘草从50克渐加至100克或150克不等。

2. 甘辛化阳

虚劳延久不复，气衰力疲，出现虚寒之象，治疗当用温补，如单用辛温之剂回阳散寒，势必只能改善一时之形证，必以大补中气之法，方可使阳热与气力并增。根据前人甘辛化阳的理论，具体到临床运用时，以甘草配伍辛温药治疗脾、肾的阳虚证。如治肾阳虚时症见肢冷恶寒、腰酸晨泻、遗精阳痿、舌淡苔薄白、脉沉迟，则用附子为配；脾阳虚时症见食少便溏、怯寒倦怠、舌淡苔白、脉虚弱，则用干姜为配。至于其他杂病则应视病理病机的需要，再临时决定。一般用量亦为甘辛同等。肾脾阳虚甚时，除适当加重甘草之量外，附子、干姜亦须随之增加，这又与补阴用酸药的量不同了。

（二）用于升陷

清气养生，来源于水谷之精微，脾强运健则清气升布。脾虚运差，则清气陷。关键皆取决于脾气的强弱，李东垣的补中益气法，重点即是复脾。自从对甘草的性能有新的认识以来，对脾虚诸病，均以甘草代替党参、黄芪，疗效至为满意。如治内脏脱垂证，以甘草配升麻，不唯服后症状立即改善，而且效果稳定，长期服用，一般多能巩固。另有短气息促，疲乏倦怠，虽饮食尚可，而舌淡脉弱，已表现出脾肺不足及于心肾的情况，用大量甘草佐以苍术，即能气续力增，这也是甘味归脾的作用。因肺主气，实际气来源于谷精，必强脾健运，方可来源生充。故甘草之用，乃补之以味的措施。所谓苦清气下陷而不升者，服之则能迅升，即属此理。

（三）用于清热

甘草味厚气薄，用中量于清热方中，能加速清热之力。如湿热下结，溺浊赤涩者，每用木通 10～15 克，配甘草 15 克，清热之效特速，较单服苦寒者为佳。此乃益气与解毒并用的结果。用于结核干咳，低烧等症患者，舌光红，脉细数，明显为阴虚火逆，投以甘草 30 克、百部 10 克、诃子肉 15 克后诸症即能改善，此亦用其益气解毒之功。实际热毒之成，多源于正气之虚，不足以驱除，重用甘草，仍属益气之用。并利用其兼具解毒利溺清热之能，较不用甘草者为优。临床使用时应视机体情况，以及热毒之轻重，在用量上详加斟酌为要。

（四）用于培肾

先天之本在肾，肾亏则五脏悉虚。况久病之后，肾藏之精，以不断四布充补了五脏，则必有所消耗，肾也连带并亏。复因病情有增无已，于补肾固本之药加入重量之甘草，形症立见好转，此乃振肾兼予温脾之效。根据这种认识，就与一般单予归肾药物疗效明显的不同。况甘草的类皮质激素作用，也属于温养肾阳。故于各种疾病之依用激素者，无论是暂用或常服，重用甘草于对证方药中，颇能代激素而获安。尤其慢性支气管炎患者，已长期服用大量激素不能断离者，予以 30～60 克生甘草，不但服后减轻形症，而且亦无浮肿增胖之弊。前人每谓甘草量大必感壅中的说法，显然属于未尝实践之故。

附　干姜解

干姜乃干燥的生姜，为日常习用的调味品。其味大辛，性大热，属温中散寒的特效药。前人很早就以之为治脾胃虚寒的唯一良药。凡症见食少不运，脘腹冷痛，胃寒吐泻，甚至肢冷脉微，阳气欲脱，或肺气虚寒，咳痰清稀，或气虚中寒，呕吐鲜血，以及风寒湿痹，肢冷痛等症；凡阳气不足之由于脾运衰败者，必以其大力温中复脾为治。首须采用干姜之辛热守中者为主药，温补脾寒以增其热能，使气健运复，则寒气化而阳气布，肢冷寒痹迅即能解。

张仲景对干姜有丰富的使用经验，在《伤寒论》《金匮要略》二书中用干姜的方剂达 72 首之多。如：大建中汤、小青龙汤、四逆汤等。虽主治各有其适应证，但干姜的使用意图不出脾气虚寒所致的水停气结。清代陈修园认为干姜之所以能治各种疾病，是因为干姜温而不烈，辛而不偏，为脏寒要药。他又进一步从病理上说明前人临床中使用干姜的道理。他说："胸中者肺之分也，肺寒则金失下降之性，气壅于胸中而满也，满则气上，所以咳逆上气之证生焉，其主之者，辛散温行也。中者土地，土虚则寒，而此能温之；出血者，以阳虚阴必走，得暖则血自归经也；出汗者，辛温能发散也；逐风湿痹者，治寒邪之留于筋骨也；治肠澼下利者，除寒邪之陷于胃肠也；以上诸治，皆取其雄烈之用。"根据以上分析不难看出，他对干姜是有深刻认识的。所谓肺寒气壅、阳虚阴走、寒留筋骨、寒邪陷肠诸般病理，取干姜温脾振阳之用乃不易之大法。机体气力强弱，实际就是脾运健否的表现。健则气化水行，虚则气结水停。变生的形证虽多，总属中阳失展的唯一病理。应知脾阳不布，全身之结阻必不能只局限于某处，应该是遍及脏腑。临证上具体证候的形成，有在脾、在肺、在气血之不同，更说明脾气的虚寒，乃整体气力不足的问题。所以，清代黄宫绣根据他运用干姜的经验总结指出："同白术而燥湿补脾，同五味则能通肺气而治寒；同当归、白芍能入气而生血；凡因寒邪内入而见脏腑痼疾，关节不通，经络阻塞，冷痹，寒痢，反胃隔绝者，无不藉此以为拯救。"他虽未指明寒邪痹阻心阳所见之胸闷、胸痛、心悸的心气不足之形证，但肯定是能用四逆汤中的干姜、附子，以温振心气的。总之，病虽脾虚难运，机体的气力微弱不用时，必以干姜之辛温燥烈，大力以为治，确属肯定大法。总结起来，干姜在临证使用有四个功用，然皆为温脾复运的同一意图。

（一）温脾

凡脾气虚寒所致之食少不运，症见便溏、溺清、肢冷身倦、舌质淡、脉微，用干姜30～60克，合生甘草60克、生黄芪15克、升麻10克，从温中益气立法，疗效每称满意。

（二）补肺

久咳气短，痰清稀或白黏，口淡不渴，食少欲吐，食后脘闷，小便清长，舌质淡体胖，苔湿腻薄白欲光或中根厚腻，脉沉滑细或怠缓。无论是素嗜茶酒，或有结核病史，凡系脾虚及肺，治应温中者，则宜《金匮要略》甘草干姜汤加味。

（三）强心

心力源于脾气，此前人"脾为后天之本"一语的由来。如以心气减弱或不足所致的胸闷气短、心悸神疲诸症，只要舌质淡不红，脉细微或见动，治须强心益气者，亦应以干姜为主。

（四）止血

前人所谓的脾能统血，即脾气充足能统摄周身血液循常道以运行之意。虽亦可说是血液妄行，但须与血为热迫者做鉴别，应从兼证，尤其是在舌脉上为之详辨。缘于脾寒而见血从上溢者舌多淡，苔湿腻或光，脉细滑稍弦或不弦，脘闷欲呕，便秘或溏，此等溢血就须以温中益气复脾做治疗。

临证疗疾，无论病位在脾、在肺甚至表现心，凡属于正气不足所引起的各种病变而需温中益气者，必主以干姜。然更须以重量之甘草为伍，才能显示作用，否则阳未复而躁扰加，就难以控制病情。应知干姜温阳力强，益气不足。病至脾虚已败，气阳俱皆亏损，双补为此际唯一措施，况辛甘方能合化而为阳，此又必须予以注意。

第三章
中医内科辨证施治纲要

第一节　支气管炎

本病是由于肺脏、气管、支气管部分有炎性病变而出现的咳嗽咳痰哮喘症状，临床上就名之为支气管炎，也就是中医所指的咳喘病。它分急性、慢性、支气管哮喘等三型。

中医认为本病急性发作多属外感；慢性久延则是内伤他病所引起。这比仅由细菌感染、烟尘微粒刺激所引起的说法复杂多了。至于支气管哮喘，乃是在咳嗽症状之外，又加上了哮喘，中医也将其看作是咳嗽一类，所以也同时讨论。

一、急性支气管炎

本病又分风寒、风热、风湿三型。

1. 风寒咳嗽型

［主症］咳痰稀白，鼻塞流涕，发热恶寒，二便如常，食佳不渴。

〔舌象〕舌苔薄白。

〔脉象〕浮滑。

〔立法〕散寒止咳。

〔方例〕麻黄、杏仁、黄芩。

2. 风热咳嗽型

〔主症〕咳痰黄黏，口渴咽痛，便秘溲赤，或有胸疼。

〔舌象〕舌红苔黄。

〔脉象〕弦滑数。

〔立法〕清热降痰。

〔方例〕板蓝根、瓜蒌、生大黄。

3. 风湿咳嗽型

〔主症〕咳痰白黏，胸闷不饥，头昏身重，口淡不渴，便溏溲清，或恶风寒。

〔舌象〕舌胀，苔湿腻。

〔脉象〕浮滑，或兼弦。

〔立法〕宣化寒湿。

〔方例〕苍术、麻黄、桔梗、生杏仁。

〔方解〕苍术、麻黄合用，始见于《金匮要略》中第二十条："湿家身烦疼，可与麻黄加术汤发其汗为宜……"经文中所指麻黄加术（白术）汤是寒湿与表里之湿同治的理想方剂。然而经过多年反复探索，苍术配麻黄治疗脾虚湿困之证效果更理想。苍术以其辛温之气燥湿健脾，使脾气散精上归于肺，麻黄辛温有发汗、利尿、宣通肺气、通调下输之功，两药相合，可除湿滞，又能恢复脾肺升降水液运化之功能。临床上用苍术配麻黄治疗急、慢性气管炎证属风湿、痰湿者，加莱菔子、桔梗、瓜蒌、半夏、胡黄连以宽中化降湿痰，以复脾肺之升降，效果常令人满意。

二、慢性支气管炎

本病又分痰湿、痰火、肺燥、肺虚四型。

1. 痰湿咳嗽型

［主症］咳痰白黏，咳易吐多，胸脘痞满，不思饮食，便溏或秘，溲短或频，或有气急。

［舌象］舌胀，苔湿腻满厚。

［脉象］滑弦或缓怠。

［立法］化湿降痰。

［方例］苍术、麻黄、生半夏。

2. 痰火咳嗽型

［主症］咳痰黄黏，胸疼气粗，口干喉痒，渴饮不休，二便秘涩。

［舌象］舌尖边红，苔干黄厚。

［脉象］滑弦数。

［立法］清降痰火。

［方例］瓜蒌、大黄、板蓝根。

3. 肺燥咳嗽型

［主症］咳甚痰少，声重或无痰，咽疼喉痛，口鼻干燥，便少溲黄，饮食不甘。

［舌象］舌边尖红，苔薄白或无。

［脉象］细弦数。

［立法］清肝润肺。

［方例］野菊花、山豆根、锦灯笼。

4. 肺虚咳嗽型

［主症］咳吐泡沫，早晚阵发，劳动后气急似喘，形瘦体乏，饮食减少，口咽少津，鼻塞流涕，二便短少或便溏。

［舌象］舌暗淡，少苔或光。

［脉象］细弱或弦动无力。

［立法］补肺镇咳。

［方例］百部、诃子肉、甘草。

附 论慢性支气管炎

慢性支气管炎临床表现为咳嗽痰多，色白黏稀，易于咳出甚或痰鸣喘促，胸脘痞闷，纳食不佳，肢体困重，面色萎黄甚或浮肿，大便溏泄或黏滞不爽。患者生活多有嗜好茶酒，贪食生冷或肥甘厚味，饥甚暴食，饮食不节等不良习惯。舌苔白腻，脉象濡滑或倦怠。对此类患者，禀赋虚弱，脾胃失健是其发病的基础。寒湿伤脾，积湿酿痰是其主要病理因素。湿邪的生成虽与脾、肺、肾三脏相关，但多以脾为重点。治湿虽有祛湿、化湿、散湿、燥湿、利湿等诸法，仍有不少病例湿去复聚、久治不愈，究其原因，关键在于湿邪为患，遏阻气机，使脾的上归与肺的下输功能减弱，况且湿邪有黏腻、不易速去的特点。

临床以咳嗽、痰白、咽痒、舌胀湿或暗红，苔腻，脉弦滑为辨证依据。病位在中焦，是以里寒为本的实证。病理变化为脾、肺两脏的气机失调。治疗用宽中化痰，理脾宣肺法论治。

可立宽中化降法，消除中阻之实邪，并用升宣脾肺之方义，以调畅脾之升运及肺之宣降，则祛邪的同时恢复其正常生理气机，即可告愈。湿痰中阻期，如能得到及时恰当的治疗，就能避免由咳痰症转化为痰喘症。因此，本类型的治疗尤为重要。而湿痰中阻型的病理进展，又有两大方向。

一则，湿浊内结：邪随燥化，湿痰中阻郁而化热，转化为痰浊，形成痰喘症。临床表现为咳痰质黏量多，喘憋夜重不能平卧，食后脘腹胀满。因湿邪就下的本性，可形成湿热下结，见便结，尿浊。其舌暗红胀，苔黄厚腻垢，脉沉取滑而有力。辨证属湿浊内结。许氏创立推降痰浊法，同时振奋脾肺为治则。痰浊得推、化、泄、降，则痰除喘平，立见功效。同时振奋脾肺功能，以求除尽生痰之源可获愈。

二则，湿痰素蕴：邪随寒化，湿痰中阻，因脾肺功能受损，而邪实湿痰蕴都不化，形成痰喘症。临床表现为痰喘频发不已，易感，或因饮多，或因食量过度，发生中阻诱发痰喘，也有因异味刺激诱发者。发病则咳痰喘憋，气短，痰多色白质黏，舌质暗，苔湿，脉象以缓为主。由于正气已虚，脾肺已衰，而实邪留滞，是故难治。法用振奋脾肺，温化湿痰为主。

追溯病家，平素均嗜好生冷、茶、酒、饮多、暴食，则运化迟滞，均已伤损脾胃中阳，食水难化，水湿潴留，因而湿痰滋生。这属不内外因，当实邪不能排出，渐次影响致正气衰减，脾肺功能减退形成之虚证。故在治疗时，既因寒湿水饮所伤，必控制水液之入量，忌生冷多饮及多食，以有利于恢复中阳，是至关重要。此阶段既是正虚而邪实，急性发作时可由所诱发之因素而临床表现各异，一般发生水湿欺凌某脏，痰浊壅肺，水湿痰浊发生一时中阻；或寒湿阻阳、困阳、制阳等，变化多端，均可表现为急性发作，待缓解后，其水湿痰浊之邪未尽驱除，脾肺之虚衰依然，仍属湿痰素蕴之迁延阶段。

本病病情复杂，正是由于正虚及邪实的两个方面都是在演化着的。就正虚而言，脾肺虚衰的情况下，可以表现突出在脾，亦可突出在肺，同时可能有脾肺虚极，而后及心、肾，再及肝的变化；就邪实而言，痰有水饮、湿痰、痰浊的变化过程，而刻下变化由哪一种阶段所决定，即所谓变证，可分为以下4类：

1. 湿痰素蕴兼痰浊流溢：慢性支气管炎病史，易感频发。咳痰喘憋，痰多白黏，气短，舌质暗，苔湿，脉缓，为湿痰素蕴之辨证依据。兼见身困乏力，头面四肢浮肿，关节不利，纳差不渴，舌质肿胀，脉右沉滑左细为痰浊流溢。立法则以温降痰浊，并以活血化瘀方义，喘可缓解。

2. 湿痰素蕴兼水湿凌心：除本型主证外兼饮多不解，恶心，痰多，舌质暗红尖显，苔薄腻湿，脉沉细，为水湿欺凌心肺。立法需兼施清降湿痰方义，化水湿之结聚，喘可缓解。

3. 湿痰素蕴兼寒湿制阳：喘发，症见痰多稀白，喘不得卧，因于心肺之阳被遏阻而见脉象模糊。立法必以温化利湿方义，方可得以缓解。

4. 湿痰素蕴兼脾肺虚寒：喘发，除本型主证外兼纳食不香，大便溏泄，喘促，动则喘甚，舌苔灰白湿，脉沉缓。立法应用温补疏化方义，即可缓解。

湿痰素蕴之痰喘症，病理进展演化，必然导致内脏阴阳失衡；脾肺久衰，势必延及心肾阳衰，终至及肝。因此，《难经》指出"五脏六腑皆能令人咳"。慢性气管炎症，在急发的高潮时得以平复；缓解时，即以四逆散预服，使缓中舒肝之力显示，则心肾得安，机体生机复健，以消除其周期性发作之根基。临床上使用四逆散治疗慢性久虚而不易恢复诸病疗效显著。尽管病情轻重不一，或病种千差万别，但见其脉微细，即属于四逆散范围。在具体使用时，亦均是依据脉微细之脾虚气弱病机病理，客观要求以舒肝缓中为突出者，符合久病健脾的大法，莫不立竿见影。原方四味是以芍药甘草汤为基础，配柴胡、枳实，以治脾肾亏虚所形成之气弱肝郁似实之虚证。因为此等病情（单纯四逆散证）为时极暂，所以临床所见多是已出现兼证，对单纯四逆散证，设能及时依法施治，使脾健肝升，机体阳气四达，四逆亦不存在。仲景详明辨证，制此缓中舒肝升阳解郁之方，等分为散，且服用量微，原借此轻灵方药以调理气机，若已现兼证，则按方后预列之加药法则处理，照顾至为周到。

　　本人使用此方为稳定病情，不使其逐渐发展，而使机体有充分力量应变，恒先加入重量之黄芪，为扶脾补中之主力，即无虑枳实开破之伤，病起于脾气不升，精气久不上承，则宜加入葛根，使肝亦可随升而郁解。有时则适加当归以助畅血行，如病机须使之下降，用黄芪有碍上升之嫌时，则重用甘草或党参以代之。应知本条机理肯定是在变化多端的病机病情形势下，只要有新的形证出现，即属四逆散证加剧，亦是机体气力不足的表现，若能预先即以黄芪、党参、甘草等甘温补中药物置于四逆散中，不但可以及时防变，即恶化迹象尚无显现时预为投服，每能阻止其进一步恶化。

　　遵循古方的同时，要不断用现代医学观点来拓宽自己的思路。搞中医不能死水一潭，要生动活泼，凡有用的东西，都应兼收并蓄，化为神奇。对既定理法做适当的化裁，使古方古法得以发扬光大。

三、支气管哮喘

本病又分实虚两型。

1. 实喘

本型又分燥热、痰浊两型。

（1）燥热喘

［主症］喘咳烦热，痰黏难出，胸疼咽痛，二便秘少，口渴饮多。

［舌象］舌红苔薄。

［脉象］细弦数。

［立法］清肺润燥。

［方例］麻黄、杏仁、生石膏、甘草。

（2）痰浊喘

［主症］咳嗽痰多，不能平卧，日轻夜重，胸闷食少，口干不渴，二便欠利或如常。

［舌象］舌淡，苔湿腻。

［脉象］滑弦或大。

［立法］宣肺定喘。

［方例］麻黄、生黄柏、白果。

2. 虚喘

本型又分肺、肾两型。

（1）肺虚喘

［主症］呼吸短促，或兼咳嗽，微劳即喘，痰黏难出，食少神疲，溲黄少，便溏频。

［舌象］舌淡瘦，苔少或光。

［脉象］微弱或虚细。

［立法］补肺镇咳。

［方例］百部、诃子肉、甘草。

（2）肾虚喘

［主症］喘而跗肿，动即喘咳，手足心热，或肢冷恶寒，咽干不渴，便溏遗溺，食纳欠佳。

［舌象］舌淡无苔。

［脉象］细弱或浮大。

［立法］温肾益气。

［方例］人参、附子、甘草。

（附）本病的辨证要点，在于必须抓住咳痰喘三个主症，急性发作以外感为主，应分邪的属性。一般来说形寒饮冷则伤肺，使肺失其宣降，则积饮成痰。但是饮冷伤肺的途径，乃是先伤及中阳，中阳受伤则虚，因而形成了水液代谢的障碍。追溯痰因，常与不良饮食嗜好有关，过嗜生冷、茶、酒及饥甚暴食等，脾胃因中阳不振而运化失职，食水难化而发生中阻，从而进一步影响脾升肺降之气机。水湿有上冲于肺者，治亦以理脾之法。使其温养脾胃行消而和中，解除中阻，水湿下趋，肺气自然肃降。

慢性久延不愈，辨证的重点在于辨明病来何脏。痰的产生关键在脾胃运化功能失调。众所周知，脾为生痰之源。因此，治疗咳痰喘病必须治痰，而治痰又必须调理脾胃的运化功能。痰来自于饮，饮又来自于水液之失调。不论嗜好偏食，暴饮生冷，当人体水液代谢发生障碍时，即水的入量超过其运化水液的能量时，即聚水成饮，饮蕴成痰。实际上水、湿、痰、饮同是一种物质，它乃是脾胃失其健运的产物，可是水湿痰饮聚成后又必困在脾，加重其运化失常。当痰饮产生之后，必然蕴积在气管，阻塞气道，使呼吸气机不利，造成咳嗽，甚至胸闷、喘促。因此，治疗咳痰喘症关键在于治痰，而治痰之要务又首先是恢复脾胃的运化功能，运化复健则痰无从产生，痰除则咳喘自愈。

虚喘须分肺肾。湿邪困脾，脾阳不振而波及肺、肾。由于湿邪困脾，或脾气、脾阳虚极，自身运化无力，以致水湿内蕴，牵及肺气衰弱，水湿久郁气道形成哮喘。或因脾阳久衰，累及肺、肾阳气亏损。肺为肾母，脾为肺母，久则子盗母气，更造成脾阳虚极。导致肺、脾、肾相继亏损，直至肺功能衰竭。此型喘证属极重难治，其总的根源均在于脾。

第二节　口腔溃疡

复发性口腔溃疡可以发生于任何职业、任何年龄、无性别之分的口腔黏膜的任何部位。本病的特点是愈而复发，此起彼伏，缠绵不断。溃疡的形状大小不等，单发或多发，有剧烈的自发性烧灼样痛。严重者可以整年口腔溃疡不断，无间隔期，同时出现十几个乃至几十个溃疡，严重影响患者的生活、学习与工作。

一、脾胃湿热型

1. 热轻湿重型

［主症］症见面色萎黄，身疲乏力，胃脘胀满，纳呆，时有便溏不爽。尿清长，素嗜凉饮或嗜茶，口干不渴。溃疡边缘水肿隆起，周围充血不著，基底凹陷。溃疡块数不多，面积可似黄豆大小或蚕豆大小，发展快，愈合快。

［舌象］舌胖大，苔白腻，或质暗红，边有齿痕。

［脉象］脉滑。

［立法］化湿兼以清热。

［方例］苍术、麻黄、薏苡仁、茯苓。

2. 热重湿轻型

［主症］症见口舌黏膜溃破，伴烧灼样疼痛。病患素嗜辛辣，时暴冷饮。大便不爽，尿黄赤。溃疡多发，十几个大小不等，形状不规则。溃疡分布于口底、口唇及舌体。小至针尖大，大至黄豆大。黏膜广泛充血，溃疡表面有黄色渗出。

［舌象］舌胖大，质暗红，边尖绛，苔腻。

［脉象］脉象弦滑有力。

［立法］清热辅以利湿。

［方例］蒲公英、胡黄连、五倍子、苍术、麻黄。

二、脾肾阳虚型

［主症］症见口舌黏膜溃破，经久不愈，不甚疼痛。食少

不渴，便溏溲清。溃疡色白，边缘水肿，但无充血。溃疡块数不多，面积似黄豆大小，发展快愈合快。

[舌象] 舌质淡，苔白薄腻或舌湿润。

[脉象] 脉象细滑或缓怠。

[立法] 温中化湿。

[方例] 干姜、甘草、吴茱萸、甘草。

三、心肾不足型

[主症] 症见口舌溃破，持久不愈，无甚疼痛。气短肢冷，心悸乏力，食少不渴，便溏溲频。溃疡色白，边缘水肿不著，亦无充血。溃疡块数不多，似黄豆大小，愈合慢。

[舌象] 舌质淡，舌体瘦，苔薄白或光。

[脉象] 脉象细弦或沉迟。

[立法] 强心益肾。

[方例] 乌附片、干姜、诃子肉、甘草。

（附）本病为一般常见的口腔溃疡疾患，不但易于发病，而且反复发作，很难根除。目前，对本病的病因论述很多，其说不一，各抒己见。

以往大多认为口疮是由于心胃火热炽盛为主要病机，而出现的运化失常，胃气不降，火邪上攻所造成的。其病因有以下几点：其一，常因情志不遂，气郁化火，或过食辛辣，或热病后余邪未尽，蕴于心胃所致。心胃之火上炎，熏蒸于口、舌，火热炽盛而口舌生疮、溃烂。正如《内经》所说："诸痛痒疮，皆属于心。"其二，口疮患者大多过嗜茶酒，或暴食生冷，久而久之，伤及脾肺等脏器的功能，使肺宣发和肃降功能受损，不能使脾上输来的水液、津液温润于肌肤及黏膜，不能通调水道，而致使水液潴留于黏膜之下，造成黏膜水肿。另外，过嗜茶酒及生冷亦可伤及脾气、脾阳，使脾运化水湿、调节水液代谢的功能失常，造成水液运行失常而停滞于胃肠黏膜之下，使黏膜水肿。加之说话、咀嚼时舌与牙齿摩擦，致使黏膜破溃而形成溃疡，难于愈合。况且，患者不戒辛辣、生冷、茶酒等偏嗜，从而使水肿加重。水液蓄积的症状也是红肿热痛，极似火热烧灼。所以，一般都认为必采取清热之治，而昧于积湿肿胀的病例，故治必以除水湿消肿为主，切忌一味清热泻火，致水湿永停。

治疗顽固性口腔溃疡，是遵从前贤的经验——"口疮连年不愈者，此虚火也"，以及"口疮白，脾脏冷"的记载，并结合自己多年的临床体会，形成了独具特色的一整套的治疗方法。整个消化道黏膜完全肿胀，自上而下悉皆水肿，不除湿利水，病实难以根除，故采用胡连汤以推化积湿、通利二便。同时力戒茶酒、饮冷、辛辣，不使水液蓄积，就可以阻止其反复发作。

口腔溃疡的治疗不但要重视全身辨证，也要重视疮面的局部辨证。对于"溃疡期"局部辨证尤为重要。而溃疡趋于愈合时，则以全身辨证为主。用药要注意主次缓急，标本兼顾。针对病人机体状态，用益气健脾、补肾养阴乃至温中化湿、强心益肾等法，以调理其脏腑之间的功能，调补因久病造成的虚损，对控制其复发、巩固疗效大有益处。

第三节　胃肠炎

本病是消化道功能的紊乱，由于饮食失宜和脾胃素弱，而分急性和慢性两型。前者病起突然，多兼呕吐；后者属慢性发作，以大便溏频为主。以下就分别讨论之。

一、急性型

本型又分湿热和虚寒两型。

1. 湿热型

［主症］突作呕吐，发热口渴，腹绞疼，便泄肛热，溲黄少，脘闷心烦。

［舌象］苔黄厚腻。

［脉象］弦数有力。

［立法］清热利湿。

［方例］滑石、黄连、甘草、蒲公英。

2. 虚寒型

［主症］吐泻频频，腹疼喜按，肢冷汗出，面色苍白，口不渴，溲清长。

［舌象］舌淡，苔白。

［脉象］沉迟细微。

［立法］温中救逆。

［方例］丹参、附子、干姜、甘草。

二、慢性型

本型又分脾虚湿困和脾胃虚弱两型。

1. 脾虚湿困型

［主症］腹胀食少，恶心欲吐，吞酸嗳气，便溏或泄，身重体困。

［舌象］苔白腻或厚。

［脉象］滑或少弦。

［立法］健脾化湿。

［方例］苍术、麻黄、焦山楂、焦神曲、焦麦芽。

2. 脾胃虚弱型

［主症］脘闷不饥，食少不渴，身倦乏力，溲清便溏，面色苍白，或兼腹胀。

［舌象］舌淡，苔薄或光。

［脉象］细滑弱。

［立法］补中益气。

［方例］升麻、白术、诃子肉。

（附）本病辨证要点在于分别急性和慢性两型。急性发作，多因实邪，必兼呕吐；慢性是脾胃之虚，运化力不健，故少有呕吐，大便或溏或泄，则是其共有的特点。

第四节　消化性溃疡

　　本病临床上以胃疼的症状为突出，它包括胃溃疡和十二指肠溃疡二病。中医认为，本病属于胃脘疼痛的一部分，以前中医文献方面关于本病的记载不多，近年来用中西医结合两种诊断方法，进一步对它有了认识，因而也有了新的治疗方药。由于胃及十二指肠形成溃疡后其病理都是一致的，故中医在论治时也就不再做区分了。

　　[主症] 胃脘疼有定时，疼如针刺，得食少缓，食后二三小时则又疼，呕血者多夹杂食物，血色暗红或紫，便黑如漆，或溏如柏油，口干不渴，素嗜茶酒，或辛辣。

　　[舌象] 舌红光或淡。

　　[脉象] 细弦或少数。

　　[立法] 滋养脾胃。

　　[方例] 诃子肉、肉苁蓉。

　　便秘加芦荟或郁李仁，柏油便加炙甘草、炙白椿根皮，短气加升麻、甘草，口燥思饮加海蛤粉。

　　（附）本病辨证要点不在于掌握其呕血潜血，而在于其疼有时及疼如针刺的特点，虽有一时尚未见血，应立即按溃疡论治，争取时间，一般对防止穿孔有较大帮助。

第五节　胆结石与胆囊炎

　　本病是常见的急腹症之一，以右胁胀疼为特征。为胆失疏泄，中焦湿热内蕴所引起。临床上可分为气滞、湿热、实火三型。

一、气滞型

　　［主症］右胁胀痛，疼势如绞，或是阵发性串疼，急躁口苦，头晕咽干，不思饮食，溲清利或微黄，便欠爽或干溏无定。

　　［舌象］舌尖边红，苔薄白或微黄。

　　［脉象］弦紧或细。

　　［立法］疏肝行气。

　　［方例］姜黄、香附、紫草、金钱草。

二、湿热型

　　［主症］右胁胀痛，持续不已，间有阵发，口苦咽干，不思饮食，寒热往来，身目黄染，便秘溲黄。

　　［舌象］舌红，苔黄厚腻。

　　［脉象］弦滑数。

　　［立法］清热利湿。

　　［方例］柴胡、大黄、茵陈、金钱草。

三、实火型

［主症］胁腹胀疼，持续不已，口苦咽干，渴饮不休，不思饮食，发热身黄，二便秘结。

［舌象］舌绛，苔干黄厚。

［脉象］洪数。

［立法］清胆泻火。

［方例］板蓝根、大黄、生石膏、金钱草。

（附）本病辨证要点在于胁疼兼胀，与胆道蛔虫之急剧发作不同；亦与溃疡穿孔之疼痛剧烈有别，且本病兼有黄疸，必须作为鉴别。

附　胆道蛔虫

本病是肠道蛔虫症的常见并发症之一，为农村儿童及青壮年之多发病。因此必须积极地大力予以防治。本病一般可分为单纯和复杂两型，现仅介绍单纯型，至于兼见胆囊炎和胰腺炎之复杂型则参照有关各病的治疗即可。

［主症］突发腹疼，按之少舒，疼剧时每向背及右肩放射，肢冷蜷卧，恶心呕吐，不思饮食，二便如常。

［舌象］苔薄或白腻。

［脉象］沉浮或弦细。

［立法］驱蛔止疼。

［方例］姜黄、郁金、乌梅、槟榔。

（附）本病辨证要点在于蛔虫史，疼为急发，止后如常人，发作一般不频。

第六节　肝　炎

本病是消化道常见的传染病之一，病变以肝脏为明显，由于各种复杂因素形成了急性传染性肝炎及慢性肝炎两大类。而前者又有有黄疸和无黄疸之分。实际则包括：黄疸、胁痛、郁证、胀满、积聚、癥瘕、痞块等中医病名。因此讨论时就须全面考虑。

一、急性传染性肝炎

本病又分有黄疸和无黄疸两型。

（一）黄疸型传染性肝炎

本型又分热重、湿重、湿热并重三型。

1. 热重型

［主症］身目鲜黄，发热口渴，溲黄便秘，烦满腹胀，胁痛食少，恶心呕吐，或兼恶寒。

［舌象］舌红，苔黄，或厚腻。

［脉象］弦滑数。

［立法］清热解毒。

［方例］蒲公英、栀子、大黄。

2. 湿重型

［主症］身目色黄，困倦头重，肢体沉怠，胸脘痞闷，恶

心呕吐，食少不渴，或无发热，口黏便溏，小便不利。

　　［舌象］舌胀，苔腻，或黄，或白。

　　［脉象］滑弦。

　　［立法］利湿调中。

　　［方例］苍术、麻黄、豆豉。

3. 湿热并重型

　　［主症］身目色黄，发热身痛，口渴饮少，小便浑赤，大便黏腻，口苦黏臭，胸脘痞闷，恶心呕吐。

　　［舌象］舌胀红，苔腻厚，或湿黄，或湿白。

　　［脉象］滑弦数。

　　［立法］清热利湿。

　　［方例］苍术、麻黄、大黄。

（二）无黄疸型传染性肝炎

本病又分肝郁气滞，肝脾不和两型。

1. 肝郁气滞型

　　［主症］胁痛脘胀，烦躁口苦，二便欠爽，发热口渴，恶心食少，头目晕眩。

　　［舌象］舌尖边红，苔薄白，或稍腻。

　　［脉象］弦滑。

　　［立法］疏肝理气。

　　［方例］姜黄、柴胡、野菊花。

2. 肝脾不和型

　　［主症］胁腹胀痛，尿利便溏，食少不渴，倦怠乏力。

　　［舌象］舌胀，苔薄或白腻。

［脉象］滑弦。

［立法］疏肝理脾。

［方例］防风、芍药、大豆黄卷。

二、慢性肝炎

本病又分肝郁脾虚，气滞血瘀，肝肾阴虚，肝虚脾寒四型。

1. 肝郁脾虚型

［主症］胁间隐痛，上腹堵闷，食少便溏，食后腹胀，小便如常。

［舌象］舌淡，苔薄。

［脉象］沉细弦滑。

［立法］健脾和肝。

［方例］苍术、柴胡、白芍、生姜。

2. 气滞血瘀型

［主症］胁痛如刺，面色晦暗，肝脾肿大，脘腹胀楚，食欲不振，心烦易怒，呃逆嗳气，尿黄便秘。

［舌象］舌生瘀斑，质暗苔薄。

［脉象］弦细或兼涩。

［立法］理气化瘀。

［方例］姜黄、紫草、丹参。

3. 肝肾阴虚型

［主症］头晕心悸，五心烦热，两胁隐痛，腰酸腿疼，口干不渴，便秘尿黄，失眠食少。

［舌象］舌红或仅尖边红，苔薄或光，间有碎裂。

［脉象］沉细弦少数。

［立法］滋养肝肾。

［方例］乌梅、肉苁蓉、木瓜、甘草。

4. 肝虚脾寒型

［主症］巩膜肤色晦黄，脘闷腹胀，便溏尿清，食少不渴，形寒肢冷，气短神疲。

［舌象］舌淡苔少。

［脉象］沉细弱或迟缓无力。

［立法］温中化寒。

［方例］附子、甘草、干姜、茯苓。

［方解］干姜、甘草能温中助阳，而附子、甘草能起温肾健脾益气的双重作用，这是从整体出发恢复人体生理活力的有效措施。患者虽久虚，但因用药少而效宏，能达到补阴、助阳的预期效果。

（附）本病的辨证要点多以胁疼为主：急疼为热；酸疼为寒；持续拒按为实；隐隐喜按为虚；时作时止为气滞；刺疼不休为血瘀；胀重于疼为气滞；疼重于胀为血瘀。然有胁疼不显时，则又属病情向愈，或晚期恶化的表现。

第七节　肝硬化

本病是肝脏质地变硬的疾病。一般只认为属于肝炎长期恶化的结果，实际是由于多种疾病所引起，尤以嗜酒病人为明显，血吸虫、肝吸虫以及慢性心力衰竭等均能导致本病。

中医学将本病归于癥瘕、积聚、膨胀的范围。因肝脏实质受到了损害，致气血瘀滞，阻塞肝络，肝失疏泄，脾失健运，如进而累及于肾时，而又出现尿闭肿胀。故本病临床上可分成早晚两期，以下就分别讨论之。

一、早期肝硬化

〔主症〕肝脾肿大，质硬压疼，纳差化迟，面色萎黄，形体消瘦，腹胀便溏，溲黄短频。

〔舌象〕舌紫暗或有瘀斑。

〔脉象〕弦而不柔。

〔立法〕疏郁通络。

〔方例〕紫草、姜黄、丹参。

二、晚期肝硬化

〔主症〕胁腹膨胀，青筋暴露，面色青黑，消瘦疲乏，二便不利，恶心呕吐。

〔舌象〕舌淡紫，苔灰糙或光。

〔脉象〕弦细失柔。

〔立法〕温补脾肾。

〔方例〕肉桂、附子、人参、黄芪、生姜。

（附）本病辨证要点以腹胀脐突为主症，晚期并有红痣血缕见于胸腹部，应争取早期治疗，以防转为晚期。更应注意调养方面的措施，使体力有所恢复，才能与药治得到衔接。

第八节 痢 疾

本病属于常见病多发病范畴，夏秋为流行季节。中医认为"无积不成痢"，故饮食内伤为主因，加上湿热外邪，触发特易。以下就分疫毒痢、湿热痢、久痢三型介绍之。

一、疫毒痢

[主症] 壮热口渴，头疼烦躁，腹疼剧烈，痢下鲜紫脓血，病发急骤，或无便，溲短赤或热疼。

[舌象] 舌绛或紫，苔薄。

[脉象] 洪大数。

[立法] 清热解毒。

[方例] 白头翁、生地榆、生大黄、鲜马齿苋。

[方解] 本型痢疾多夏末秋初染疾，内蕴湿邪，外感风寒，属于表里合邪，以高热见症为突出表现。注射或服用退热剂后，多仍持续发热不退。季节性高热具有发热突然和表里合邪为病的特点，治疗上虽应采取双解原则，但总以先降高热为要务，采用"通、和、宣"双管齐下的治则。舌苔厚腻而大便干者用生大黄或胡黄连泄浊。因内蕴之邪有水湿、食滞、湿浊的不同，采用推降里邪之泻药也因人而异。舌湿脉滑为水湿停滞；舌苔腻，脉滑弦为湿积等；舌红苔腻，脉弦滑为湿积化热；舌苔湿腻兼见大便不爽者，可用元明粉泻水祛湿。

二、湿热痢

［主症］腹疼，痢下红白，里急后重，肛门灼热，口渴饮少，小便短赤，食少恶心。

［舌象］舌胀，苔黄腻。

［脉象］滑弦数。

［立法］清热导滞。

［方例］桔梗、当归、生大黄。

三、久痢

［主症］痢下纯白，时轻时重，便前里急，或无腹疼，食少不消，小便清长。

［舌象］舌淡，苔湿腻。

［脉象］滑或沉。

［立法］温中化滞。

［方例］桔梗、生山楂、熟山楂、红糖。

第九节　高血压

本病的突出表现为动脉血压有一时性或长期持续地超过140/90mmHg，而临床常见的主要症候则又以头疼眩晕为明显，中医认为它是属于头疼、眩晕这两个病的范畴。

关于病理方面，中医学诊断为火热上扰，结合其同时兼见的症候和舌脉的情况，可分为虚实两型，虚是各脏的亏虚形成了病理的改变；实是痰浊风火实邪影响了生理的异常。以下就分别加以讨论：

一、实证

本型又分痰浊中阻，火热上攻两型。

1. 痰浊中阻型

［主症］眩晕头重，胸闷恶心，黏痰壅盛，便溏不爽，或秘结，溲黄混或清长，食少不渴。

［舌象］舌胀，苔湿腻，或厚。

［脉象］滑弦有力。

［立法］化湿降痰。

［方例］白芷、清半夏、豆豉。

2. 火热上攻型

［主症］头疼眩晕，面红目赤，口燥渴饮，二便秘涩，心烦急躁，恶热喜凉。

［舌象］舌红，苔黄，或干厚。

［脉象］弦滑数有力。

［立法］清热降火。

［方例］野菊花、酒大黄。

二、虚证

本型又分肝虚火冲，肾虚火浮，肝肾双虚，心脾双虚四型。

1. 肝虚火冲型

［主症］头目昏眩，不欲视人，绵绵头疼，目干畏光，肌肉瞤动，肢体麻木，口咽干燥，渴不多饮，溲黄少，便欠爽。

［舌象］舌红光，中裂。

［脉象］沉细弦数，或弦紧大有力。

［立法］柔肝凉血。

［方例］槐米、海藻、草决明。

2. 肾虚火浮型

［主症］形体虚弱，头目昏眩，耳鸣少寐，腰酸腿软，溲黄，便秘，口干不渴，烦躁食少。

［舌象］舌红，少苔。

［脉象］沉细少数。

［立法］柔肝养肾。

［方例］槐米、山萸肉、肉苁蓉。

3. 肝肾双虚型

［主症］头晕眼花，耳鸣腰酸，便溏溲频，食少不渴。

［舌象］舌淡，苔薄。

［脉象］沉细尺弱，或弦紧大有力。

［立法］温补肝肾。

［方例］仙茅、淫羊藿。

4. 心脾双虚型

［主症］头晕目昏，心悸少寐，面色不华，体倦懒言，食少便溏，口干不渴。

〔舌象〕舌淡瘦，无苔。

〔脉象〕细弱。

〔立法〕补益心脾。

〔方例〕五味子、甘草、桂圆肉。

（附）本病的辨证要点虽以火热上扰为主，但此上扰之火热应该分清虚实，实则降泄散导，驱之使去；虚则需辨明究属肝肾心脾何脏之病，从标本主次方面寻治法，慎不可一味降压，以贻后患。

第十节　心脏病

本病是心脏实质病变和功能不足所出现的心悸、心疼、胸疼、短气、浮肿等症候的疾病。中医本未立专名，多混列于其他病中。兹依病理的不同，表现为虚实两类，分述于下。

一、虚证

本型又分心血不足和心气不足两型。

1. 心血不足型

〔主症〕心悸短气，头晕目眩，下肢浮肿，或有咳嗽，口干不渴，溲少便秘，食纳如常。

〔舌象〕舌瘦少红，苔薄。

〔脉象〕细弦有间歇。

〔立法〕养血宁心。

〔方例〕五味子、甘草。

2. 心气不足型

〔主症〕心悸气喘，不能平卧，头晕胸闷，面白浮肿，溲少便溏，不思饮食，肢冷恶寒。

〔舌象〕舌淡瘦，苔薄。

〔脉象〕沉迟。

〔立法〕温补心气。

〔方例〕干姜、附子、甘草。

二、实证

本型又分水湿凌心和气滞血瘀两型。

1. 水湿凌心型

〔主症〕心悸气喘，咳吐涎沫，面身浮肿，腹胀纳少，素嗜茶水，今反不渴，溲少便频。

〔舌象〕舌淡红，苔湿腻或灰。

〔脉象〕弦滑或细。

〔立法〕温化水湿。

〔方例〕生薏苡仁、茯苓、木防己、生黄芪。

2. 气滞血瘀型

〔主症〕卒心疼，大汗出，疼牵左肩臂，时眩晕，胸闷气憋，咳吐浊痰，素嗜茶酒，溲浑黄，便欠爽。

〔舌象〕舌胀暗，苔黄腻湿。

〔脉象〕弦滑或紧，时有间歇。

〔立法〕宣痹化瘀。

〔方例〕姜黄、生鹿角、清半夏、五味子、甘草。

（附）本病辨证要点应从形证上预做防治，并须抓住脉间歇、舌见瘀斑这两个特征加紧重视，方不致突然发作，无所措手。

第十一节　神经官能症

本病是失眠、健忘、头晕、耳鸣、惊悸、多梦、遗精、倦怠、烦躁、易怒等病的总称。乃大脑功能失调的表现。

中医认为这些症状出现是由于患者素日忧思过度，损耗心脾阴血，久郁伤肝，遗泄损肾，四脏的精血不充，脑失濡养而成。

具体成病各脏的损亏程度不一，临床上可分为肝虚火浮、心脾两虚、心肾并衰、肾气不足等四型。

一、肝虚火浮型

［主症］头晕耳鸣，少寐多梦，目干咽燥，烦躁易怒，五心烦热，溲赤便秘。

［舌象］舌红，少苔。

［脉象］细数。

［立法］养肝降火。

［方例］白芍、甘草、知母、黄柏。

二、心脾两虚型

［主症］失眠多梦，心悸健忘，面色萎黄，食少疲倦，腹

胀便溏。

　　〔舌象〕舌淡，苔薄。

　　〔脉象〕细弱或兼动。

　　〔立法〕补益心脾。

　　〔方例〕五味子、甘草、升麻。

三、心肾并衰型

　　〔主症〕失眠健忘，腰酸耳鸣，口干心烦，遗精腿软，渴不多饮，便欠爽，溲少黄或频。

　　〔舌象〕舌红，苔少或光。

　　〔脉象〕细动少数。

　　〔立法〕心肾双补。

　　〔方例〕丹参、莲子心、鸡子黄。

四、肾气不足型

　　〔主症〕遗精阳痿，肢冷腿疲，腰脊酸疼，小便频数，食少便溏。

　　〔舌象〕舌淡光。

　　〔脉象〕沉细弱。

　　〔立法〕温肾补火。

　　〔方例〕附子、干姜、甘草。

　　（附）本病辨证要点首先应肯定是由虚而成，因五脏有偏虚的先后程度不同，具体成病则难见一致，然失眠健忘之头脑方面的形症，又属于五脏虚后精血不能上充的共性。辨证论治就需加以注意。

第十二节　肾　炎

本病是病邪作用于人体后，引起肾脏排尿正常功能发生障碍所形成的病变。经常以水肿、血尿、血压增高三个症状明显，然实际也就是肾脏本身成病的反应。它分急性和慢性两型。

为讲述方便，结合中医传统习惯，将泌尿系的疾病如肾盂肾炎、泌尿系感染、泌尿系结石等病一并在本节介绍。

一、急性肾炎

本病又分风水泛滥，水湿浸渍，湿热壅盛三型。

1. 风水泛滥型

[主症] 眼睑浮肿，渐及全身，发热恶寒，肢节酸重，咽喉红肿，小便短赤，便或如常。

[舌象] 舌苔薄白。

[脉象] 浮滑或兼紧。

[立法] 散风行水。

[方例] 苍术、麻黄、车前草。

2. 水湿浸渍型

[主症] 肢体浮肿，按之没指，体重困倦，溲黄少，便溏频，食少不渴。

〔舌象〕舌胀，苔湿腻。

〔脉象〕浮滑缓怠。

〔立法〕行水消肿。

〔方例〕椒目、苍术、香薷。

3. 湿热壅盛型

〔主症〕遍身浮肿，皮色明亮，胸腹胀满，烦躁口渴，溲赤便干。

〔舌象〕舌红，苔黄厚。

〔脉象〕弦滑数。

〔立法〕清热利水。

〔方例〕滑石、大黄、小蓟。

二、慢性肾炎

本病又分湿邪困脾，肾寒水泛，湿浊上犯三型。

1. 湿邪困脾型

〔主症〕浮肿腰以下甚，脘闷腹胀，食少便溏，溲短，面黄，神倦肢冷。

〔舌象〕舌淡胀，苔湿白。

〔脉象〕沉缓怠。

〔立法〕温脾化湿。

〔方例〕苍术、麻黄、干姜。

2. 肾寒水泛型

〔主症〕久肿不消，腰膝尤甚，按之不起，肢冷面暗，厌食不渴，便溏溲少。

［舌象］舌淡胀或瘦。

［脉象］沉细弱，两尺尤微。

［立法］温化寒湿。

［方例］附子、茯苓、苍术、干姜。

3. 湿浊上犯型

［主症］久肿，恶心呕吐，头疼晕，肢颤动，唇干肢冷，二便闭涩，神疲嗜睡。

［舌象］舌红无苔。

［脉象］沉细或少数。

［立法］扶脾降浊。

［方例］清半夏、茯苓、生姜、人参。

三、肾盂肾炎

本病又分急性和慢性两型。

1. 急性肾盂肾炎

［主症］腰疼尿急，恶寒发热，甚则寒战，溲赤混浊，恶心头疼，便干口渴。

［舌象］舌红，苔黄厚。

［脉象］浮数或洪。

［立法］清热解毒。

［方例］生石膏、蒲公英、大黄。

2. 慢性肾盂肾炎

［主症］腰酸尿频，溲混疼痛，或有余沥，畏寒头昏，时或汗出，食少便溏。

［舌象］舌淡白腻。

［脉象］滑，重取无力，或细数。

［立法］益气培肾。

［方例］补骨脂、生黄芪、桔梗。

四、泌尿系感染

本病也分急性和慢性两型。

1. 急性泌尿系感染

［主症］尿道灼热，溲疼频急，口干凉饮，腰疼便秘，或有发热。

［舌象］舌苔薄黄，或厚腻。

［脉象］弦滑或数。

［立法］清利湿热。

［方例］小蓟、刘寄奴、甘草。

2. 慢性泌尿系感染

［主症］腰酸溲频，肢肿腹胀，便溏食差，气短乏力。

［舌象］舌淡苔薄。

［脉象］沉细弱。

［立法］益脾温肾。

［方例］生黄芪、附子、茯苓。

五、泌尿系结石

［主症］溲混浊有沙石，急疼困难，时或中断，时或闭

窿，时或带血，腰疼腹痛，口渴便躁。

　　［舌象］舌胀，苔腻。

　　［脉象］滑或少数。

　　［立法］化结利水。

　　［方例］通草、海金沙、芒硝。

　　（附）本病辨证要点在于抓住泌尿系总的特征是尿的病变，肾炎必见水肿、尿血、血压高三个主症；肾盂肾炎则以腰酸、少腹胀楚、尿频不畅或混浊为特征；泌尿系感染为尿疼灼热或频急为主症；泌尿系结石以尿带沙石为突出。临床若再结合化验对照，就更易掌握了。

第十三节　关节炎

　　本病是指肢体关节疼肿而言。中医称之为痹证，乃正虚风寒湿热之邪侵滞于关节而成。又因为具体成病时不同邪气犯人有偏胜，遂成为风痹、寒痹、湿痹、热痹等不同的四个类型。兹分别讨论之。

一、风痹

　　［主症］肢体关节疼痛，游走无定，甚至关节失灵，或有恶寒发热，饮食二便多如常。

　　［舌象］苔薄白。

　　［脉象］滑或兼弦。

　　［立法］疏风通络。

［方例］防风、秦艽、桑枝。

二、寒痹

［主症］肢体关节疼痛，疼有定处，得热疼减，遇寒加剧，饮食二便多如常。

［舌象］舌苔薄白。

［脉象］弦紧。

［立法］散寒通络。

［方例］制川乌、细辛、麻黄、黄芪。

三、湿痹

［主症］肢体关节疼痛沉重，疼有定处，肌肤麻木，手足欠灵，食少不渴，二便多如常。

［舌象］舌胀苔腻。

［脉象］滑怠。

［立法］化湿通络。

［方例］苍术、麻黄、白芥子。

四、热痹

［主症］肢体关节热疼，疼不可近，得冷而舒，发热恶风，心烦口渴，食纳不佳，二便欠爽。

［舌象］舌红，苔干黄。

［脉象］细弦滑数。

［立法］清热养血。

［方例］生石膏、蒲公英、元参、甘草。

（附）本病辨证要点以疼痛为主症，疼势游走为风胜；疼有定处，得热疼减为寒胜；疼有定处，肢体肌肤麻木沉重为湿胜；疼重喜冷，发热口渴为热胜。论治时应进行区别。

第四章
中医儿科辨证施治纲要

第一节　小儿消化不良

本病是指小儿因其生理特点所引起的吐泻病。脾胃虚弱乃发病根源。具体成病则多属乳食不当或天气冷热所致。以下就内伤外感两方面分别叙述。

一、内伤

本型又分伤食吐泻，伤热吐泻，伤冷吐泻，脾虚吐泻四型。

1. 伤食吐泻型

［主症］腹胀腹泻，腹鸣喜按，呕吐酸臭，不思饮食，溲黄或混。

［舌象］舌胀，苔腻。

［脉象］指纹淡红，脉沉滑少数。

［立法］理脾消导。

［方例］苍术、麻黄、豆豉。

2. 伤热吐泻型

〔主症〕发热口渴，食入即吐，泻如喷射，肛门灼红，溲疼短赤，烦躁不宁。

〔舌象〕舌红，苔干黄或干白。

〔脉象〕指纹红紫，脉滑数。

〔立法〕清热止泻。

〔方例〕滑石、甘草、马齿苋。

3. 伤冷吐泻型

〔主症〕素食生冷，暴泻如水，溲多清长，腹胀喜按，时吐清水，不思饮食，溲黄或混。

〔舌象〕舌淡胀，苔白腻，尖或红。

〔脉象〕指纹淡红，脉细滑。

〔立法〕温中化湿。

〔方例〕苍术、麻黄、干姜。

4. 脾虚吐泻型

〔主症〕久泻食少，时或呕吐，肢冷腹胀，倦怠懒言，面白体瘦，气短露睛。

〔舌象〕舌淡瘦，苔薄或光。

〔脉象〕指纹淡，脉沉细或迟。

〔立法〕温中益气。

〔方例〕附子、干姜、甘草、诃子肉。

二、外感

本型又分伤暑吐泻及伤寒吐泻两型。

1. 伤暑吐泻型

［主症］发热吐泻，便绿溲黄，汗出口渴，恶热思冷，焦躁易哭。

［舌象］舌红，苔薄。

［脉象］指纹红，脉滑数。

［立法］清暑解毒。

［方例］连翘、当归、葛根、黄芩。

2. 伤寒吐泻型

［主症］发热腹泻，畏寒身倦，不思饮食，腹胀溲短，食或呕吐。

［舌象］苔白腻。

［脉象］指纹淡，脉浮紧。

［立法］散寒利湿。

［方例］苍术、麻黄、生姜。

（附）本病辨证要点在于小儿脏腑娇嫩。形气未充的生理特点，一见吐泻即应及时为治，若任其恶化，脾败气陷，易转惊风；尤其必须知此类吐泻是小儿消化不良的表现，不可与成人吐泻并论，故吐泻一止，急应健脾，方属正着。

第二节　麻　疹

本病是法定传染病之一，四季均有，以冬春为多，小儿自一岁到五岁最易感染，成年人四十岁以下也间有出者。近年来，由于加强了对于幼儿的预防注射及患儿的隔离管理，发病率已大为减少。

　　它是麻疹病毒自呼吸道感染，发病后要经过发热期、见疹期、恢复期三个阶段。以下就分述之。

一、发热期

　　［主症］发热咳嗽，喷嚏清涕，目赤睑肿，畏光流泪，面色少红，二便如常，不思饮食，口内颊部有白点。
　　［舌象］舌苔薄白。
　　［脉象］浮数。
　　［立法］辛凉透疹。
　　［方例］浮萍、甘草、蒲公英。

二、见疹期

　　［主症］热甚咳重，口渴溲赤，大便稀频，疹布满身。
　　［舌象］舌红苔腻。
　　［脉象］滑数或大。
　　［立法］清热宣透。
　　［方例］浮萍、柳叶、甘草。

三、恢复期

　　［主症］疹淡热除，便复溲黄，渴止食少，乏力嗜睡。
　　［舌象］舌不红，苔白腻。
　　［脉象］滑。

[立法] 养肺清热。

[方例] 浮萍、甘草。

（附）本病辨证要点在于初起时极似感冒而流泪，发疹期口内颊部有白点，始终皆应治以宣透使其外出，方不致遗留后遗症。

第三节　流行性腮腺炎

本病亦幼儿易感的一种传染病，但发过则终身免疫，一岁至十岁以上均易感染，冬春季为多。一般轻型无其他症状；如素体蕴热则发重。以下就分两型述之。

一、轻型

[主症] 耳下腮部一侧或两侧红肿，疼痛不甚，咀嚼食物不便，二便如常，饮食尚可。

[舌象] 如常。

[脉象] 滑。

[立法] 清热消肿。

[方例] 如意金黄散外敷。

二、重型

[主症] 恶寒发热，呕吐不食，烦躁口渴，腮肿喉疼，二便秘涩。

［舌象］舌红，苔黄腻。

［脉象］滑数。

［立法］清热解毒。

［方例］蒲公英、大黄、重楼；外敷如意金黄散。

（附）本病辨证要点以腮肿为主症，如兼有内热素甚，即属与温病并发，则应以温病论治。

第五章
中医妇科辨证施治纲要

第一节　月经病

妇女月经每月来潮，乃生理正常现象。但有时在经期前后，由于情绪或生活环境诸方面的影响，出现异常者，名之为月经病。分经行前期，经行后期，经行无定期，经闭，崩漏五类。以下就分别介绍。

一、经行前期

凡经行的周期不足一个月而又行者为前期。这是病理的表现，引起经行前期的原因很多，总不外血热和气虚两方面。

1. 血热前期

［主症］月经提前八九日或十余日，色紫量多，心胸烦闷，乳腹胀疼，五心烦热，二便欠爽，口渴食少。

［舌象］舌红，苔黄。

［脉象］弦数。

［立法］清热凉血。

［方例］牡丹皮、栀子、白芍、生地黄。

2. 气虚前期

［主症］月经提前五六日，量多色淡，气短心悸，少腹频坠，二便如常，精神倦怠。

［舌象］舌淡，苔薄。

［脉象］细缓，或虚大无力。

［立法］益气固摄。

［方例］甘草、升麻、五倍子、鹿角霜。

二、经行后期

凡经行的周期在一个月以后方行者为经行后期。这也是病理的表现，引起月经后延的病因有血寒、血虚、气郁三方面。

1. 血寒后期

［主症］月经后延，色暗量少，小腹冷疼，喜热喜按，面色惨白，肢冷畏寒，溲清便溏，食少不渴，腰酸乏力。

［舌象］舌淡，苔薄或光。

［脉象］沉迟无力。

［立法］温经化寒。

［方例］附子、甘草、干姜、炒小茴香。

2. 血虚后期

［主症］月经后延，色淡量少，小腹空疼，面色萎黄，眼花心悸，口干不渴，食少溲黄，大便欠爽。

［舌象］舌淡红瘦，无苔或光。

［脉象］虚细。

［立法］益气养血。

［方例］生黄芪、五味子、龙眼肉、丹参。

3. 气郁后期

［主症］月经后延，色可量少，小腹胀疼，面色萎黄，心烦胸痹，得噫少减，不思饮食，二便如常。

［舌象］舌边尖红，苔薄白。

［脉象］弦滞不调。

［立法］行气疏郁。

［方例］生香附、丹参、川楝子。

三、经行无定期

凡经行的日期无定，前后规律紊乱者属本型，这是气血不调的表现，导致的原因不外肝郁、肾虚、血虚三方面。

1. 肝郁经行无定期

［主症］经期先后无定，经前乳房胀疼，经色可，欠畅，胸胁不舒，气郁太息，二便不爽，不思饮食。

［舌象］舌边尖红或有瘀斑，苔薄白。

［脉象］沉滞或弦。

［立法］解郁调血。

［方例］姜黄、生香附、栀子。

2. 肾虚经行无定期

［主症］经期先后无定，经血量少，色淡质稀，面色晦暗，经行前后腰疼如折，小腹不温，甚有坠痛，头晕耳鸣，腰

膝酸软，溲频便溏。

　　［舌象］舌淡暗，苔薄白。

　　［脉象］沉细弱。

　　［立法］益肾和血。

　　［方例］菟丝子、熟地黄、当归。

3. 血虚经行无定期

　　［主症］经行先后无定期，色淡量少，腰酸如折，小腹空坠，便溏溲频，头晕耳鸣，面色晦暗，口干食少。

　　［舌象］舌淡光。

　　［脉象］沉细弱。

　　［立法］补肾培元。

　　［方例］熟地黄、山萸肉、鹿角胶、甘草。

四、经闭

　　凡月经至期不行者为经闭，但需除外妊娠期、哺乳期的停经及向未行经而照常生育的暗经。引起经闭的原因可分虚实两方面。

1. 虚证

本型又分脾虚和血虚两型。

（1）脾虚经闭

　　［主症］经闭日久，面色淡黄，心悸气短，肢冷神疲，口淡乏味，食少便溏，时或腿肿。

　　［舌象］舌淡，苔湿腻。

　　［脉象］沉细缓怠。

［立法］补中益气。

［方例］附子、干姜、甘草。

（2）血虚经闭

［主症］经闭日久，面色惨白，头晕目眩，心悸气短，二便秘少，口干不渴，五心烦热，潮热盗汗，食少不寐。

［舌象］舌红瘦，苔少或光。

［脉象］细弦数。

［立法］补养津血。

［方例］诃子肉、肉苁蓉、五味子、甘草。

2. 实证

本型又分气滞血瘀及寒湿凝滞两型。

（1）气滞血瘀经闭

［主症］经闭日久，烦躁易怒，胁腹胀疼，面色晦暗，小腹胀硬，肌肤甲错，肢体消瘦，口唇干燥，食少盗汗，溲黄便溏。

［舌象］舌红瘦有瘀斑，无苔或光。

［脉象］沉细弦或涩。

［立法］养血活血。

［方例］乌梅、甘草、龙眼肉、生桃仁。

（2）寒湿凝滞经闭

［主症］经闭日久，小腹冷疼，肢凉畏寒，胸闷恶心，白带淋沥，不思饮食，溲清便溏。

［舌象］舌淡胀，苔湿腻厚。

［脉象］沉滞或兼紧。

［立法］温湿化寒。

［方例］炒川椒、炒吴茱萸、干姜、苍术、麻黄。

五、崩漏

凡月经不在经期忽然量下暴多者，名曰血崩；血下淋沥，持续不止者，名曰漏下。在病势上虽有缓急之分，而发病中却常常互相转化，故病理上都属于气血亏损，不能固摄所致。

临床可分血热、血瘀、气虚三型，以下分述之。

1. 血热崩漏

［主症］心情烦躁，经血暴下，殷红量多，或日久淋沥，头晕少寐，口干渴饮，面红思冷，口苦食少，溲短便秘。

［舌象］舌红绛，苔干黄。

［脉象］弦数。

［立法］清热固经。

［方例］大黄炭、藕节炭、生赭石、仙鹤草。

2. 血瘀崩漏

［主症］经闭日久，经血暴下，继又淋沥不止，黑紫有块，小腹硬疼拒按，面色晦暗，不思饮食，二便失常。

［舌象］舌暗淡有瘀斑，苔薄腻。

［脉象］细涩。

［立法］活血化瘀。

［方例］当归、生桃仁、川芎、炒五灵脂、血余炭。

3. 气虚崩漏

［主症］月经淋沥不止，时或量多，肢冷神疲，短气懒言，溲频便溏，不思饮食。

［舌象］舌淡光。

　　[脉象] 细弱。

　　[立法] 益气固脱。

　　[方例] 鹿角胶、升麻、生黄芪、姜炭。

　　（附）本病辨证要点在于从形证测病理，辨证论治。先期、后期及无定期者，观色量定寒热，查腹疼分虚实气血；经闭崩漏除依其特有的特征外，主要是根据舌脉来掌握病理作辨认的线索，慎不可轻易使用验方，致遗后患。

第二节　带下病

　　本病是指妇女下身流出黏腻液体日久淋沥不断，从而引起其他疾病的总称。

　　通常健康人经期前后，有时亦流出少量分泌物，无色湿润，则属生理现象。反之稠黏量多，颜色重浊则为病。前人在分类上多以白黄赤青黑作区别，今以白黄带下为常见，先做一介绍，其他则可按理类推。至于成病原因则不外脾、肾之虚和湿浊下注三类。以下就依病因分述之。

一、脾虚带下

　　[主症] 带下无臭，色白或淡黄，稀如唾涕，肢冷面白，足跗浮肿，胁腹胀疼，面色晦暗，神倦食少，溲清便溏。

　　[舌象] 舌淡，苔薄。

　　[脉象] 缓弱或细。

　　[立法] 益气健脾。

［方例］升麻、生黄芪、苍术、芥穗炭。

二、肾虚带下

［主症］带下无臭，清冷量多，终日淋沥，面色晦暗，腰疼如折，小腹不温，不思饮食，溲频便溏。

［舌象］舌淡白，苔湿腻。

［脉象］沉细无力，两尺尤迟。

［立法］温肾固摄。

［方例］鹿角胶、附子、桑螵蛸、升麻。

三、湿浊带下

［主症］带下腥臭，稠黏黄白，或呈青黑，口干阴痒，溲秘便黄，食少恶心。

［舌象］舌胀尖边红，苔腻厚或黄。

［脉象］滑数或兼弦。

［立法］清热利湿。

［方例］苍术、麻黄、生大黄。

（附）本病辨证要点在于以带下之色质嗅为依据，再结合全身舌脉形证来认清虚实，才能作施治章本。

第三节　妊娠恶阻

本病是指妇女怀孕两三月间恶心呕吐，心烦厌食，名之曰妊娠恶阻。乃孕妇常见的疾患，虽无生命危险，然对母体健康、工作生活有很大影响。

发生恶阻的原因常见的有胃虚、肝热及痰滞等三种。以下就分述之。

一、胃虚恶阻

［主症］孕后二三月，脘腹胀闷，呕恶不食，或食入即吐，身疲神怠，二便如常。

［舌象］舌淡，苔薄。

［脉象］缓怠。

［立法］健胃和中。

［方例］党参、生姜汁。

二、肝热恶阻

［主症］妊娠初期，呕吐苦酸，胸胁疼闷，嗳气不食，头晕胀疼，心情郁闷，溲黄便秘。

［舌象］舌边尖红，苔薄。

［脉象］滑或兼细弦。

［立法］舒肝和胃。

［方例］生赭石、生姜汁。

三、痰滞恶阻

［主症］妊娠初期，呕吐痰涎，脘间水响，不欲饮食，心

悸气促，溲黄便溏，头晕身重。

　　［舌象］舌淡胀，苔湿腻。

　　［脉象］滑。

　　［立法］降逆化痰。

　　［方例］清半夏、生姜汁。

　　（附）本病辨证要点应以兼证分虚实，然关键均属胃气不降，故治皆以和胃降逆为主，吐止病即愈。

第六章
中医外科辨证施治纲要

第一节　疖

本病是皮肤上生出的隆起红点，并伴有红肿热疼之特征者，中医名之曰疖。

疖乃血中蕴有湿热之毒，郁久而生，不分部位，不限季节，如毒势重者此愈彼起，长年不断。小儿则以夏日为多，称之为暑疖。以下分述之。

[主症] 一般无明显全身症状，然二便秘涩者多。如素嗜茶酒或辛辣食物，每兼见口干渴饮及口苦厌食等现象。

[舌象] 舌红，苔白腻或干黄。

[脉象] 弦滑或数。

[立法] 清热利湿。

[方例] 蒲公英、土茯苓、生大黄。

附　小儿暑疖

[主症] 多生于头部，上身生者亦有，溲黄便绿，烦躁易哭。

〔舌象〕舌红，苔薄。

〔脉象〕指纹紫，脉滑数。

〔立法〕清热解毒。

〔方例〕紫草、甘草。

（附）本病辨证要点在于从兼证看邪势的轻重，适时予以内服药治，以防持续不已。如无兼证，则不必内服，只需外治即可。至于外敷之药则应根据条件和需要，中西成药可适当选用。

第二节　痈

本病是疖疮较大者，初起皮肤上即有粟粒状脓头，红肿热疼特甚，发作亦快，每见于中年人及老年人。

多由于饮食不节，内蕴湿热，外感热毒，以致气血瘀阻，久而发于皮肤。然在不同的体质上须分别论治。

1. 实证型

〔主症〕殷红肿高，痒疼特甚，溃后脓黄稠，初起时常伴有高烧，口渴饮多，溲短便干，烦躁不寐。

〔舌象〕舌红，苔黄厚。

〔脉象〕弦滑数。

〔立法〕清热解毒。

〔方例〕紫花地丁、生石膏、生大黄、生栀子。

2. 虚证型

〔主症〕平塌散漫，青白不红，溃前坚硬，不易化脓，溃后脓清，食少便溏，面色苍白，身疲乏力。

[舌象] 舌淡光。

[脉象] 细弱无力。

[立法]（溃前）温托；（溃后）补气益肾。

[方例]（溃前）附子、苍术、麻黄、鹿角胶；（溃后）生黄芪细面每早晚冲服三钱，附子、干姜、甘草晚煎服。

（附）本病辨证要点以颜色作虚实标准，实则宜泻，虚者必补，然须辨认无误方可，否则后患无穷。外治则用中西成药即可。

第三节　烧　伤

本病是指沸水、热油、烈火、电、放射线或化学物质灼伤皮肤所形成的创面。严重者由于火毒内攻，津血耗伤，往往愈后不良。因此，在轻度或小面积烧伤时尚无全身症状，如重度或大面积时，则可有强烈的全身反应。以下分内治和外治两方面来谈。

1. 内治

烧伤后火毒内攻耗津，治应以清热凉血养津为主。症见：烦躁口渴，二便秘涩，即须予以药治。方用：蒲公英、生石膏、麦冬、甘草，频频饮服。

如毒火攻心，神志被扰，出现神昏谵语、烦躁不宁时，则应先服紫雪、安宫牛黄丸等清心凉血，兼服上方。

如热毒内陷，元气大伤时，则又须以大剂生石膏、知母、甘草、粳米加西洋参予服，以益气固脱。

2. 外治

烧伤无论轻重，创面必须敷药，才能保护皮肤。方用：生地榆、寒水石、生大黄、冰片，共研极细，凡士林调敷。如烧后皮肤尚未起泡时，可先用浓碱水洗擦患处，一般洗后即能防止起泡和溃烂。起泡或溃烂后切勿再用。

（附）本病辨证要点在于看患者神情是否有异常倾向，而知予以内治。否则火毒内攻，顷刻有变，不可不慎。

第四节　急性乳腺炎

本病是产后哺乳期的多发病，尤以初产为多。由于乳汁郁积，乳头感染所致。以早治消散为主。若红肿高大，溃破收口不易，应予注意。以下分初期和成脓期来谈。

1. 初期

［主症］忽感憎寒，乳部有硬块，不红肿有压疼，乳儿吸时疼甚，饮食二便如常。

［舌象］如常。

［脉象］弦滑。

［立法］疏肝通乳。

［方例］川楝子、王不留行、穿山甲、白芷，外敷如意金黄散。

2. 成脓期

［主症］乳房红肿热疼，焦躁不宁，二便秘结，口干渴饮，或有发热。

　　[舌象] 舌红，苔黄。

　　[脉象] 滑数。

　　[立法] 清热解毒。

　　[方例] 紫花地丁、生石膏、生大黄、生栀子；并应切开引流。

　　（附）本病辨证要点在于掌握必是哺乳期，以新产为多。一发现憎寒乳疼即予服药内治，万勿拖延，消散亦易。溃破除内服药外，应同时兼用中西成药外敷，不可大意。

第五节　脉管炎

　　本病多见于足趾及小腿部分，亦有见于手掌者，由于患处供血不足或血栓阻塞血行而引起，故又名之为血栓闭塞性脉管炎。

　　它是由长期寒湿过度侵害引起，以我国北部寒冷地区为患较多。中医称之为脱疽，认为其为寒伤筋脉、气血凝滞、脉络受阻、气血长期不通所致。

　　本病向分初中晚三期论治，然初期无症状晚期已坏死，不如致力于中期的治疗，如能早期发现用中期的方药，效果更好。以下就详述之。

　　[主症] 初期患肢无明显瘀点，仅有肢端冷麻酸沉，感觉行动欠灵。中期患肢疼痛跛行，并伴有青紫瘀斑，触摸冰冷，患肢抬高则青白，饮食二便如常。

　　[舌象] 初期如常，中期舌淡苔白。

　　[脉象] 初期缓滑，中期细弱。

［立法］温经化寒。

［方例］制川乌、苍术、麻黄、鹿角胶、白芥子。

（附）本病辨证要点在于必同一般腿疼做鉴别。一般腿疼，疼在全腿面广；本病疼，多在青紫处下段，是以酸冷为感觉，发病缓慢，且有生活环境与地区的特征。

第六节　小儿湿疹

本病为乳儿多发的一种皮肤病，常对称地发于面部，有时亦能波及全身。一般以哺牛乳及代乳粉等食物的婴儿尤易发生。

本病是由于风湿热之邪结成毒，蕴于皮下所致。因湿热之邪的来源多数是积食所成，喂养习惯上又多予饮果蔬菜汁及其他饮料，积湿更重，所以研究本病必须注重内因方面。以下分丘疹和糜烂两型来谈。

1. 丘疹型

［主症］乳儿面部忽而皮肤潮红，丘疹满布，瘙痒不休，烦躁少寐，小便混浊，大便黏腻或溏绿，口干思饮，有时呃乳。

［舌象］舌红，苔腻。

［脉象］指纹多紫。

［立法］清利湿热。

［方例］马齿苋、土茯苓、白鲜皮；外用马齿苋煎水洗之。

2. 糜烂型

［主症］乳儿面部忽而皮肤潮红，丘疹大小不等，瘙痒不休，抓破则流黄水或黄脂，旋即结痂，再抓再破，再流黄水，便溏不爽，溲多清黄，食少不渴。

［舌象］舌胀，苔湿腻厚。

［脉象］指纹淡红。

［立法］除湿解毒。

［方例］苍术、防己、海桐皮；外用马齿苋煎水洗后，掺以炉甘石、冰片细面。

（附）本病辨证要点在于病发突然，多见于面部，奇痒，为乳儿的多发病，病因在里，故治应以内服药为主，外用洗擦药为辅。

第七节　荨麻疹

本病中医称之为风疹块，即俗名鬼风疙瘩，无论男女老少，不分季节气候，甚为常见。

患者以内蕴湿热，忽感风寒或为某些食物的刺激立即发病。本病是一种过敏性疾患，有风热和风寒两型。以下分别进行介绍。

1. 风热型

［主症］疹块红肿，瘙痒特甚，发热恶风，口渴，溲黄，食可，便秘。

［舌象］唇舌干燥，质红，苔黄腻。

〔脉象〕滑数。

〔立法〕祛风清热。

〔方例〕防风、白鲜皮、生桃仁、生杏仁。

2. 风寒型

〔主症〕疹块淡红，风冷即发，瘙痒不休，经年不愈，溲清便溏，素嗜茶水。

〔舌象〕舌淡暗，苔薄白。

〔脉象〕弦紧。

〔立法〕祛风除湿。

〔方例〕苍术、麻黄、地肤子、蛇蜕。

（附）本病辨证要点以疹块红淡做寒热偏盛的鉴别；尤其应注意究属对何种过敏原易发，以予做防范。